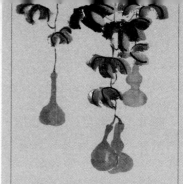

宣扬　李玉荣　编著

医者仁心

——中华传统医德读本

U0241135

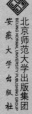

北京师范大学出版集团
BEIJING NORMAL UNIVERSITY PUBLISHING GROUP
安徽大学出版社

图书在版编目(CIP)数据

医者仁心：中华传统医德读本/宣扬，李玉荣编著. —合肥：安徽大学出版社，2018.6(2019.9重印)

ISBN 978-7-5664-1621-6

Ⅰ.①医… Ⅱ.①宣… ②李… Ⅲ.①医务道德－医学史－中国－古代 Ⅳ.①R192－092

中国版本图书馆 CIP 数据核字(2018)第 128996 号

安徽省高等学校省级质量工程项目(2014jyxm205)
安徽省高校人文社会科学重点项目(SK2015A406)

医者仁心——中华传统医德读本   宣 扬 李玉荣 编著

出版发行：北京师范大学出版集团
安 徽 大 学 出 版 社
(安徽省合肥市肥西路 3 号 邮编 230039)
www. bnupg. com. cn
www. ahupress. com. cn
印　刷：合肥现代印务有限公司
经　销：全国新华书店
开　本：170mm×240mm
印　张：11
字　数：170 千字
版　次：2018 年 6 月第 1 版
印　次：2019 年 9 月第 2 次印刷
定　价：27.00 元
ISBN 978-7-5664-1621-6

策划编辑：姜　萍   装帧设计：李　军
责任编辑：姜　萍   美术编辑：李　军
责任印制：陈　如

前　言

医德在现代伦理学视野范围内常被称为医学职业道德,是一般社会道德在医疗卫生领域的反映,其历史发展既与社会政治、经济、文化,特别是社会道德思想的丰富和传承紧密相连,同时又与医学自身的发展相互交织。中华传统医德思想植根于中华文明的沃土,与中国传统医学的发展相伴随,在防病治病的医疗实践中不断熔铸再创造、丰富完善,铺就了医生治病救人的道德轨迹,强调医学的最高宗旨是仁爱救人,赤诚济世,具有普世伦理价值,最终成为中华民族传统道德的宝贵财富。

在中华民族的文明发展史上,有一批医术精湛、医德高尚的医学家和药学家,从岐伯、扁鹊、张仲景、华佗、孙思邈,到李东垣、李时珍、陈实功、叶桂等,他们医术精湛、仁术济世、平等博爱、仁慈宽厚的医德传统和杰出的医学成就同样彪炳史册,为民众和历代行医者所崇敬。现代社会不同专业领域有不同的道德规范,但守护生命健康的医学伦理始终闪耀着德性的光辉。时至今日,人们仍愿意以"仁"这样古老的伦理标准来要求医学道德,形成了诸如"仁心""仁术""仁爱""仁德"的价值理念,"医者仁心""医乃仁术"依然是人们形容医德最直接、最习惯、最经典的表述。这足以说明古老的中国传统医学道德不但没有随着医疗技术的突飞猛进而退出历史舞台,相反,在新的时代条件下,它历久弥新地表现出强大的生命力和渗透力。

述往事,思来者,传承是根本。面对建设社会主义核心价值体系和社会主义道德规范的任务,汲取传统医德的营养,借鉴医德建设的经验,结合现代医疗实践、医学职业精神进行现代转换和价值再认同,从而形成既有优良传统思想,又有显著时代精神的职业规范和医德准则,更显现出不可替代的重要作用。重温传统医德,明辨义利理欲,使中华传统医德在新的历史条件下发扬光大,对适应由经济体制深刻变革、社会结构深刻变动、利益格局深刻调整带来的社会思想意识日益活跃的新形势,对协调医患关系、建设良好医风医貌、推动医生职业道德建设不断与时俱进有着重要意义,对当下的医学教育和人才培养具有指导意义。

目　录

第一章

医学创始期医德思想的萌芽及初步孕育——先秦时期

中国传统医德思想在原始社会就已经萌芽,并产生了丰富的生命伦理文化,表现为关注生命、热爱生命的朴素情感,体现出生命伦理的文化意涵。

在远古时期,出现了很多传说中的医学人物,他们对于医德文化的传承和发展无疑具有重要意义。如《史记·三皇本纪》中有"神农氏尝百草,始有医药"的记载,神农氏被塑造成牺牲自己、造福天下的道德榜样,历代医家视之为医德典范,以"圣人"相称。

从殷周到秦以前,中国的经济、政治、思想、科技出现了第一个兴盛期。先秦时期是中国传统医德思想的奠基阶段。具体到医德方面,医学历经医巫不分、从巫的状态独立出来并得到很大发展、专门从事医疗活动的医务人员出现、医务人员的道德观念和生命哲学得以产生与发展等阶段,为医德思想的形成提供了必要条件,奠定了重要基础。春秋战国时期"百家争鸣"的学术氛围造就了形式多样的生命价值观,如儒家以"仁"为核心的"人贵物贱"的生命观念;道家倡导生命本位,强调自然关怀的生命哲学;墨家"强力、非命"的生命观;阴阳家窥探天命的生命价值观等,为传统医德思想的发展奠定了理论基础。先秦时期还出现了对后世影响深远的医德巨著和名噪一时的医德人物。朴素医德思想的萌芽及初期发展在医书、历史文献对名医言行的记载中都有体现。但众多医书历时久远,散佚颇多;而历史文献亦多史家拟言之作,保留并流传至今的理论、思想只是我国医学宝库中的一小部分。如春秋战国时期的医德代表作《黄帝内经》,《黄帝内经》总结了西汉以前的医学伦理思想与实践经验,其中关于医德的专论,不但确立了我国古代医学理论体系的雏形,而且标志着我国传统医德初步形成,成为后世医生的必修课。

神 农 氏

医家简介

神农氏(生卒年不详),我国原始社会时期一位勤劳、勇敢、睿智的部落首领,他是中华民族的农业之神、医药之祖,对中华文明作出不可磨灭的贡献,被后世尊称为"三皇"之一。

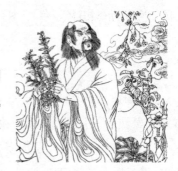

医德传承

神农尝百草

以神农为本草之宗的神话已经流传了几千年。神农和药的关系的记载最早见于《淮南子·修务训》:"神农乃始教民……尝百草之滋味,水泉之甘苦……当此之时,一日而遇七十毒。"由此医方兴焉。后又见于《史记·三皇本纪》:"神农氏以赭鞭鞭草木,始尝百草,始有医药。"神农为救治人命,使百姓益寿延年,跋山涉水,行遍三湘大地,尝遍百草,了解百草平毒寒温之药性,找寻治病解毒良药,在尝百草的过程中,识别百草,发现了具有攻毒祛病、养生保健作用的中药。神农终因误尝断肠草而死,人们为了纪念他,奉他为药王神,并建药王庙,每逢农历四月二十六日神农生日,百姓纷纷来到药王庙祭祀。我国的川、鄂、陕交界处传说是神农尝百草的地方,因而,人们将这里称为神农架山区。

历史评述

　　神农尝百草的传说是我国古代劳动人民尝试草药、认识药物实践活动的真实写照。经过长期尝百草，神农发现了药草疗疾的作用，悟出了草木味苦的凉，辣的热，甜的补，酸的开胃。他教民众食用不同的草药治不同的病，先民因病死亡的也少了。神农尝百草的传说是人民群众生活实践的反映，这一实践过程经历了漫长的历史时期，随着岁月的推移，积累的药物知识越来越丰富，并不断得到后人的验证，逐步以书籍的形式固定下来，这就是《神农本草经》。《神农本草经》成为中国最早的中草药学经典之作，后世本草著作莫不以此为宗，并逐步发展丰富，该书对中医药的发展有着积极影响。

黄　帝

医家简介

　　黄帝（约公元前 2717—前 2599 年），古华夏部落联盟首领，远古时代华夏民族的共主，五帝之首，被尊为中华"人文初祖"。据说他本姓公孙，后改姬姓，故称姬轩辕。居轩辕之丘（今河南新郑），号轩辕氏，建都有熊，亦称有熊氏，也有人称之为"帝鸿氏"。史载黄帝因有土德之瑞，故号黄帝。黄帝以统一华 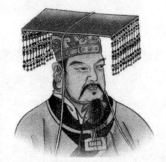 夏部落与征服东夷、九黎族的伟绩载入史册，在位期间，播百谷草木，大力发展生产，始制衣冠、建舟车、制音律、创医学。

医德传承

疏五过论

黄帝曰:呜呼远哉! 闵闵乎若视深渊,若迎浮云,视深渊尚可测,迎浮云莫知其际。圣人之术,为万民式,论裁志意,必有法则,循经守数,按循医事,为万民副,故事有五过四德,汝知之乎?

雷公避席再拜曰:臣年幼小,蒙愚以惑,不闻五过与四德,比类形名,虚引其经,心无所对。

帝曰:凡未诊病者,必问尝贵后贱,虽不中邪,病从内生,名曰脱营。尝富后贫,名曰失精,五气留连,病有所并。医工诊之,不在藏府,不变躯形,诊之而疑,不知病名。身体日减,气虚无精,病深无气,洒洒然时惊。病深者,以其外耗于卫,内夺于荣。良工所失,不知病情,此亦治之一过也。

凡欲诊病者,必问饮食居处,暴乐暴苦,始乐后苦,皆伤精气,精气竭绝,形体毁沮。暴怒伤阴,暴喜伤阳,厥气上行,满脉去形。愚医治之,不知补泻,不知病情,精华日脱,邪气乃并,此治之二过也。

善为脉者,必以比类奇恒从容知之,为工而不知道,此诊之不足贵,此治之三过也。

诊有三常,必问贵贱,封君败伤,及欲侯王。故贵脱势,虽不中邪,精神内伤,身必败亡。始富后贫,虽不伤邪,皮焦筋屈,痿躄为挛。医不能严,不能动神,外为柔弱,乱至失常,病不能移,则医事不行,此治之四过也。

凡诊者,必知终始,有知余绪,切脉问名,当合男女。离绝菀结,忧恐喜怒,五藏空虚,血气离守,工不能知,何术之语。尝富大伤,斩筋绝脉,身体复行,令泽不息。故伤败结,留薄归阳,脓积寒炅。粗工治之,亟刺阴阳,身体解散,四肢转筋,死日有期,医不能明,不问所发,唯言死日,亦为粗工,此治之五过也。

凡此五者,皆受术不通,人事不明也。

故曰:圣人之治病也,必知天地阴阳,四时经纪,五藏六府,雌雄表里,刺灸砭石、毒药所主,从容人事,以明经道,贵贱贫富,各异品理,问年少长,勇怵之理,审于分部,知病本始,八正九候,诊必副矣。治病之道,气内为宝,循求其理,求之不得,过在表里。守数据治,无失腧理,能行此术,终身不殆。不知腧理,五藏菀熟,痈发六府。诊病不审,是谓失常,谨守此治,与经相明。《上经》《下经》,揆度阴阳,奇恒五中,决以明堂,审于终始,可以横行。

(《黄帝内经》)

【译文】

黄帝说:深远啊!道之远大幽深,好像视探深渊,又好像迎看浮云,但渊虽深,尚可以测量,迎看浮云,却不到其边际。圣人的医术,是万民学习的榜样,论裁人的志意,必有法则,因循遵守医学的常规和法则,审查医事,为万民的辅助,所以医事有"五过"和"四德",你知道吗?

雷公离开席位,再拜回答说:我年幼,蒙昧无知,不曾听说过"五过"和"四德",虽然也能从病的症状和名目上来比类,但只是虚引经义而已,心里还不明白不能回答。

黄帝说:在未诊病前,应问病人的生活情况,如果是先贵后贱,虽然没有感受外邪,也会病从内生,这种病叫"脱营"。如果是先富后贫,发病叫"失精",由于五脏之气流连不运,积并而为病。医生诊察这种病,病的初期,由于病不在脏腑,形体也无改变,医生常诊而疑之,不知是什么病。日久则身体逐渐消瘦,气虚而精无以生,病势深重则真气被耗,阳气日虚,因洒洒恶寒而心怵时惊,其所以病势日益深重,是因为在外耗损了卫气,在内劫夺了营血。这种病即便是技术高明的医生,若不问明病人情况,不知其致病原因,也不能治愈,这是诊治上的第一个过失。

凡欲诊治疾病时,一定要问病人的饮食和居住环境,以及是否有精神上的突然欢乐,突然忧苦,或先乐后苦等情况,因为突然苦乐都能损伤精气,使精气遏绝,形体败坏。暴怒则伤阴,暴喜则伤阳,阴阳俱伤,则使人气厥逆而上行,充满于经脉,而神亦浮越,去离于形体。技术低劣的医生,在诊治这种疾病时,既不能恰当地运用泻治法,又不了解病情,致使精气日渐耗散,邪气得以积并,这是诊治上的第二个过失。

善于诊脉的医生,必将病之奇恒,比类辨别,从容分析,得知其病情,如果医生不懂得这个道理,他的诊治技术就没有什么可贵之处,这是诊治上的第三个过失。

诊病时须注意三种情况,即必须问其社会地位的贵贱,及是否曾有被削爵失势之事,以及是否有欲作侯王的妄想。因为原来地位高贵,失势以后,其情志必抑郁不伸,这种人,虽然未中外邪,但由于精神已经内伤,身体必然败亡。先富后贫的人,虽未伤于邪气,也会出现皮毛憔枯、筋脉拘屈、足痿弱拘挛不能行走等症状。对这类病人,医生如果不能严肃地对其开导,不能动其思想,改变其精神面貌,而一味地对其柔弱顺从,任其发展下去,则必然乱之而失常,致病不能变动,医治也不能产生效果,这是诊治上的第四个过失。

凡诊治疾病,必须了解其发病初期和现在的病情,又要知其病之本末,在诊脉问症时,应结合男女在生理及脉证上的特点。如因亲爱之人分离而怀念不绝,致情志郁结难解,及忧恐喜怒等,都可使五脏空虚,血气离守,医生如不知道这些道理,还有什么诊治技术可言。尝富之人,一旦失去财势,必大伤其心神,致筋脉严重损伤,形体虽然能够行动,但津液已不再滋生。若旧伤败结,致血气留聚不散,郁而化热,归于阳分,久则成脓,脓血蓄积,使人寒热交作。粗略的医生治疗这种病,由于他不了解病系劳伤脓积,而多次刺其阴阳经脉,使其气血更虚,致身体懈散,四肢转筋,死期已不远了,医生对此既不能明辨,又不问其发病原因,只是说病已危重,这是粗略的医生,此为诊治上的第五个过失。

上述五种过失,都是由医生的学术不精,人情事理不明所造成的。

所以说:圣人治病,必知自然界阴阳的变化,四时寒暑的规律,五脏六腑之间的关系,经脉之阴阳表里,刺灸、砭石、毒药治病之所宜,能周密详审人情事理,才有诊治之常道,从病人的贵贱贫富,区分其体质及发病的各自特点,问其年龄之长幼,知其性情勇怯之理,审察病色出现的部位,以知其病之本始,并结合四时八风正气及三部九候脉象进行分析,所以他的诊疗技术是全备的。治病的道理,应重视病人元气的强弱,从其元气的强弱变化中,探求其病,如果求之不得,其病便是在阴阳表里之间。治病时应遵守气血多少及针刺深浅等常规,不要失去取穴的理法,能这样来进行医疗,则终生可不发生差错。如果不知取穴的理法,而妄施针石,可使五脏积热,痈发于六腑。若诊病不能详审周密,便是失常,若能遵守这些诊治法则,自会与经旨相明,能通晓《上经》《下经》之义,及如何揆测度量阴阳的变化,诊察奇恒之疾和五脏之病,而取决于明堂之色,审知疾病的始终等道理,便可随心所欲而遍于天下。

征四失论

黄帝在明堂,雷公侍坐。

黄帝曰:夫子所通书受事众多矣,试言得失之意,所以得之,所以失之。

雷公对曰:循经受业,皆言十全,其时有过失者,请闻其事解也。

帝曰:子年少智未及邪? 将言以杂合耶? 夫经脉十二、络脉三百六十五,此皆人之所明知,工之所循用也。所以不十全者,精神不专,志意不理,外内相失,故时疑殆。

诊不知阴阳逆从之理,此治之一失矣。

受师不卒,妄作杂术,谬言为道,更名自功,妄用砭石,后遗身咎,此治之二失也。

不适贫富贵贱之居,坐之薄厚,形之寒温,不适饮食之宜,不别人之勇怯,不知比类,足以自乱,不足以自明,此治之三失也。

诊病不问其始,忧患饮食之失节,起居之过度,或伤于毒,不先言此,卒持寸口,何病能中,妄言作名,为粗所穷,此治之四失也。

是以世人之语者,驰千里之外,不明尺寸之论,诊无人事。治数之道,从容之葆,坐持寸口,诊不中五脉,百病所起,始以自怨,遗师其咎。是故治不能循理,弃术于市,妄治时愈,愚心自得。呜呼! 窈窈冥冥,孰知其道? 道之大者,拟于天地,配于四海,汝不知道之谕,受以明为晦。

(《黄帝内经》)

【译文】

黄帝坐在明堂,雷公侍坐于旁。

黄帝说:先生所通晓的医书和所从事的医疗工作,已经是很多的了,你试谈谈对医疗上成功与失败的看法,为什么能成功,为什么会失败。

雷公说:我遵循医经学习医术,书上都说可以得到十全的效果,但在医疗中有时还是有过失的,请问这应该怎样解释呢?

黄帝说:这是由于年岁轻智力不足,考虑不及呢? 还是对众人的学说缺乏分析呢? 经脉有十二,络脉有三百六十五,这是人们所知道的,也是医生所遵循应用的。治病所以不能收到十全的疗效,是由于精神不能专一,志意不够条理,不能将外在的脉证与内在的病情综合起来分析,所以时常发生疑惑和危殆。

诊病不知阴阳逆从的道理,这是治病失败的第一个原因。

随师学习没有卒业,学术未精,乱用杂术,以错误为真理,变易其说,而自以为功,乱施砭石,给自己遗留下过错,这是治病失败的第二个原因。

治病不能适宜于病人贫富贵贱的生活特点、居处环境的好坏、形体的寒温，不能适合饮食之所宜，不区别个性的勇怯，不知道用比类异同的方法进行分析，这种做法，只能扰乱自己的思想，不足以自明，这是治病失败的第三个原因。

诊病时不问病人开始发病的情况，及是否曾有过忧患等精神上的刺激，饮食是否失于节制，生活起居是否超越正常规律，或者是否曾伤于毒，如果诊病时不首先问清楚这些情况，便仓促去诊视寸口。怎能诊中病情，只能是乱言病名，使病为这种粗略治疗的作风所困，这是治病失败的第四个原因。

所以社会上的一些医生，虽学道于千里之外，但却不明白尺寸的道理，诊治疾病，不知参考人事，更不知诊病之道应以能做到比类从容为最宝贵的道理，只知诊察寸口。这种做法，既诊不中五脏之脉，更不知疾病的起因，开始埋怨自己学术不精，继而归罪于老师传授不明。所以治病如果不能遵循医理，必为群众所不信任，乱治中偶然治愈疾病，不知是侥幸，反自鸣得意。啊！医道之精微深奥，有谁能彻底了解其中道理？医道之大，可以比拟于天地，配于四海，你若不能通晓道之教谕，则所接受的道理，虽很明白，必反成暗晦不明。

历史评述

《黄帝内经》是中国传统医学四大经典著作之一，是我国医学宝库中现存成书最早的一部医学典籍，它是研究人的生理学、病理学、诊断学、治疗原则和药物学的医学巨著。书中除包含医学的内容外还包括伦理学的内容，《素问》中还有大量关于医德的记述。

医者仁心。医生不但要有精湛的技术，还要有高尚的道德品质，两者都非常重要。《素问》中集中表现出的医德信条："善言人者，必有厌于己""验于己而发蒙解惑"（《举痛论》），规定为医必须具备"四德"，即一要了解自然界的变化规律及其与人的关系；二要掌握脏腑的生理病理，正确使用针刺、方药等治疗手段；三要全面了解病人的社会、生活、精神、体质状况；四要审察色脉的变化。

为医首先要谦虚谨慎，礼义待人。黄帝、岐伯、雷公在谈医时处处表现出的自谦和敬重对方的医德精神，正是古代众多医家道德形象的展现。名高位极的黄帝能屈尊下问曰："不知其所谓也？"（《六节脏象论》）不知为不知,求知之态度真切。学问渊博的岐伯恭敬地回答说:"昭乎哉问也,请遂言之。"(同上)有知而自谦,礼人之言语动情。善医的雷公在谈到医道时的一段话,则刻画出一个虚怀若谷的医者大家形象。他认为自己对医学的道理还"诵而未能解,解而未能别,别而未能明,明而未能彰"(《著至教论》),连用四个"未"字,谦虚之状跃然眼前,接着又表态还要不断学习,掌握完备的医学知识,最终要向神农、伏羲二皇的水平高度去努力。更值得褒奖的是,古人还把医学知识看作社会的财富,认为"医道论篇,可传后世,可以为宝"(同上),提倡把医学知识写成书传给后人,作为人类战胜疾病的法宝。

其次,《黄帝内经》也讲求学风端正,方法灵活。医学作为一门医人的科学,掺不得半点假,"法往古"(《八正神明论》),学习继承祖先的经验非常必要;但必须"验于来今"(同上),与所处时代的现实生活联系起来更显得必要。而且应该把后者作为继承的标准,"善言古者,必有合于今"(《举痛论》)。要做到师古而不泥古,创新而不离宗。《素问》提出了多种行之有效的学习方法,认为要"循法守度"(《示从容论》),严格遵守各种基本法则,"援物比类,化之冥冥"(同上),经过自己的思考触类旁通,灵活运用。"得病之情,知治之大体也"(《异法方宜论》),还要了解病人的具体情况,掌握治疗的一般规律;再"杂合以治,各得其所宜,故治所以异而病皆愈"(同上),运用多种治疗方法,因地、因时、因人而用之,达到消除疾病的目的。这里所谈的表面看起来是单纯的学风和学习方法问题,实质上揭示了医者的世界观,即医德问题。

了解患者,不分贵贱,也是医德思想的一部分。患者是医者的服务对象,医生对患者要"观其志意,与其病"(《五藏别论》),"必正其神"(《针解》),首先要了解患者的思想状态和精神意识,然后才能真正掌握病情,进行治疗。"形乐志苦,病生于脉,治之以灸刺。形乐志乐,病生于肉,治之以针石。形苦志乐,病生于筋,治之以熨引。形苦志苦,病生于咽嗌,治之以百药。形数惊恐,经络不通,病生于不仁,治之以按摩醪药"(《血气形态》)。人不同,病不同,治亦不同,患者的具体情况是立法的基础。其中对患者社会经济地位的了解,也是诊察疾病时十分要紧的内容。因为"贵贱贫富,各异品理"

（《疏五过论》），他们的生活条件、思想品行和个性是不同的，发生疾病的情况也就不一样。"膏粱之变，足生大丁"（《生气通天论》），比如以美食厚味为主的富贵人就容易患疮疡疔疖之疾；而"人以水谷为本，故人绝水谷则死"（《平人气象论》），连饭都吃不上的穷人则容易患严重和难治的疾病。了解这些情况的目的，是为了施以"仁术"，在"一视同仁"的前提下，救人于水火之中。如果"不适贫富贵贱之居，坐之薄厚，形之寒温，不适饮食之宜……足以自乱，不足以自明"（《征四失论》），对病人地位的高低、生活的贫富、周围环境的好坏、形体的寒热、饮食的习惯不了解，就无法有的放矢地因人施治，也达不到不分贵贱，"预救生灵"的目的。

作为医生要不为功名，不图利禄。功名和利禄是客观存在的，只是道德观不同而对待它们的态度也不同罢了。《素问》中反映的我国古代医家的道德观是不追名逐利，不贪图钱财。他们"乐恬愉之能，从欲快志于虚无之守"（《阴阳应象大论》），安于清心寡欲的生活，不作脱离实际的追求；"高下不相慕"，"嗜欲不能劳其目，淫邪不能惑其心"（《上古天真论》），没有因地位高低引起羡慕，没有因嗜欲和淫乱邪说而引起视听混乱、心志动摇。并且公开批判那些"谬言为道，更名自功"（《征四失论》）的人巧立名目、好自为功，而损害病人利益的"后遗身咎"（同上）的恶劣行径，称他们是语"驰千里之外"而"诊无人事"（同上）的夸夸其谈、不懂医患关系的无为之医。医生应立足于"不治已病治未病"的出发点（《四气调神大论》），"作汤液醪醴，为而不用……以为备耳"（《汤液醪醴论》）。医学是以救人为目的的慈善事业，"防患于未然"是完成这一事业的积极措施之一，万不可为了单纯赚钱而待"病已成而后药之"（《四气调神大论》），乘病人危难之机才"渴而穿井，斗而铸锥"（同上），去大发横财。《素问》所宣扬的这些医德思想虽然难免杂有"无为"的消极思想和"恩赐"的道德意识，但其中不少内容在现在看来仍然是有积极意义的。

按照《素问》提出的医德标准，医生并非是人人都能做的。"非其人勿教，非其真勿授"（《金匮真言论》），说的是不教没有诚心的人，也不要把医学知识传授给没有真正掌握医学精髓的人。所以，作为一名医生必须勤奋学习,有所追求,不断拓展自己的知识领域,注重医德修养,以成为有用的"良工"。要"上知天文,下知地理,中知人事"(《气交变大论》),"要览观杂学,及于比类,通合道理"(《示从容论》),"目明心开而志先,慧然独悟"(《八正神明论》)。显而易见,要成为具有这样高标准的好医生,如果没有牢固的思想基础和坚持不懈的努力,是很难实现的。

岐　伯

医家简介

岐伯(生卒年不详),中国上古时期最有声望的医学家,后世尊称为华夏中医始祖、医圣。一般认为,岐伯是岐山(今陕西省岐山县)人,多才多艺,才智过人,后见许多百姓死于疾病,便立志学医,四处寻访良师益友,精于医术脉理,遂成为名震一时的医生。相传岐伯既为黄帝之臣,又是黄帝的太医,奉黄帝之命尝味各种草木,他还与雷公研讨经脉。《黄帝内经》即黄帝与岐伯等讨论医理而作,中国传统医学素称"岐黄"或"岐黄之术"。

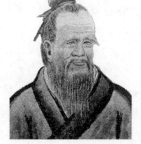

医德传承

色脉尺诊

黄帝问于岐伯曰:余闻之,见其色,知其病,命曰明;按其脉,知其病,命曰神;问其病,知其处,命曰工。余愿闻见而知之,按而得之,问而极之,为之奈何?

岐伯答曰:夫色脉与尺之相应也,如桴鼓影响之相应也,不得相失也,此亦本末根叶之出候也,故根死则叶枯矣。色脉形肉不得相失也,故知一则为工,知二则为神,知三则神且明矣。

(《黄帝内经》)

【译文】

黄帝问岐伯:我听说,通过观察病人气色就能够知道病情的,叫作"明";通过切按病人脉象而知道病情的,叫作"神";通过询问病人病情而知道病痛所在的,叫作"工"。我想听你说说为什么通过望诊就可以知道病情,通过切诊就可以晓得病况,通过问诊就可以彻底了解病痛的所在呢?

岐伯回答说:由于病人的气色、脉象和尺肤,都与疾病有一定的关系,这就好像看到木槌击鼓,随即就会听到响声一样,是不会有差错的;这也好似树木的根与树木的枝叶之间的关系,树根死了,则枝叶也必然枯萎。病人的面色、脉象以及形体肌肉的变化,也是相一致的,它们都是内在疾病在体表上的反映。因此,在察色、辨脉和观察尺肤三方面,能够掌握其中之一的就可以称为"工",掌握其中两者的就可以称为"神",能够完全掌握这三方面并参合运用的就可以称为"神而明"的医生了。

临病人问所便

黄帝曰:余闻先师,有所心藏,弗著于方,余愿闻而藏之,则而行之,上以治民,下以治身,使百姓无病,上下和亲,德泽下流,子孙无忧,传于后世,无有终时,可得闻乎? 岐伯曰:远乎哉问也。夫治民与自治,治彼与治此,治小与治大,治国与治家,未有逆而能治之也,夫惟顺而已矣。顺者,非独阴阳脉,论气之逆顺也,百姓人民皆欲顺其志也。黄帝曰:顺之奈何? 岐伯曰:入国问俗,入家问讳,上堂问礼,临病人问所便。

(《黄帝内经》)

【译文】

黄帝说:我听说先师有些医学心得,没有记载到书籍中,我愿意听取这些宝贵经验,并把它铭记在心,以便作为准则加以奉行。这样,既可以治疗民众之疾病,又可以保养自己的身体,使百姓免受疾病之苦,所有的人都身体健康、精神愉快,并让这些宝贵经验永远造福于后代,使后世的人们不必担心疾病的困扰。你能把这些宝贵经验讲给我听吗? 岐伯说:你所提的问题意义很深远,无论治民、治身、治此、治彼,治理大事小事以及治国理家,没有违背常规而能治理好的，只有顺应其内在的客观规律，才能处理好各种事情。所谓的"顺"，不仅是指阴阳、经脉、气血循行的顺逆，还包括广大人民的情志顺逆。黄帝问：怎样才能做到顺应呢？岐伯说：当进入一个国家，首先要了解当地的风俗习惯；到了一个家庭，首先应当了解人家有什么忌讳；进入别人的居室，要问清礼节；临证时，要问清病人的喜好，以便更好地诊治疾病。

医史佳话

岐伯修医

相传上古时期，在一个叫青龙嘴的山下土窑洞里，住着一对年轻夫妇。他俩十分恩爱，不久妻子便有了身孕。在孩子出生那天，只见青龙山上祥光缭绕，数百只吉祥鸟围绕窑洞飞鸣不停。远亲近邻闻知后纷纷前来道贺，孩子的父母让亲朋给孩子取名。一位有见识的老者说："这孩子出生得奇，人长得奇，又是长子，就叫他奇伯吧！"也有人说："这孩子肯定聪慧不凡，倒不如将'奇'字改为'岐'较好。因为'岐'，知意也，就是聪慧的意思。"于是这孩子就以"岐伯"命名了。

岐伯少而神灵，长而博识，厚道谦恭，睿智超群。成人后，立志悬壶济世，解救民间疾苦。他长途跋涉，先后跟随广成子、赤松子、中南子等仙人学习医术。白天识药、尝药性，晚间学习养生之道，掌握阴阳四时运气之理、经络医术疗疾之法，数年之后，岐伯的医学理论和临证技术精湛，治病无不奇验。后来黄帝在崆峒山问道于广成子时，广成子向黄帝推举了岐伯。黄帝亲自考察，论医问政，见岐伯聪颖惠敏，学识渊博，便拜岐伯为师。

很长时间以来，盐亭流行尊崇岐伯的风俗习惯和有关岐伯的传说、民谣。当瘟疫流行时，人们即于高处树干上点"天灯"以驱瘟除疫，据说此俗源于岐伯在嫘祖故里盐亭高灯镇点天灯驱鼠护蚕之法。若瘟疫实在严重，点天灯尚无明显效果，则请傩神扮作岐伯，让病人坐堂中，岐伯着甲胄，执宝剑，唱驱病之词，绕病人舞引；再入病人居室，手举火把，将炒干的锯木粉撒于火把之上，立即燃为火团，叫"撒粉火"，"撒粉火"有灭菌清洁空气的作用，有一定科学道理。

中医学奠基之作《黄帝内经》的主要内容以黄帝、岐伯问答的体裁写成，因而后世即以"岐黄"代称《黄帝内经》，并由此引申而专指正统中医、中医学。同时由"岐黄"组合的新词，也各有自己相应的意义。如"岐黄之术""岐黄之道"指中医学术或医术、中医理论；"岐黄家"指中医生、中医学家；"岐黄书"指中医书；"岐黄业"指中医行业等。有关岐伯与岐黄的研究充满浓郁的中国传统文化气息，由此说明中医药学与其母体文化的密切关系。岐伯吸收消化炎帝、神农以来的医学知识，加上自己的医学实践，又与同时代医家如雷公等探讨切磋，整合创新，形成了《黄帝内经》的基本理论框架，在传承过程中，又经历代医家的丰富完善，在战国秦汉间正式成书。岐伯应为《黄帝内经》的实际首创者，后人感念岐伯的首创之功，将其置于黄帝之前，称中医之术为"岐黄之术"，彰其功，以示不忘。

俞跗

俞跗（生卒年不详），上古医家，相传擅长外科手术，黄帝臣子。西汉时期三位文史学家都记述了秦越人所论之上古医生俞跗的事迹。

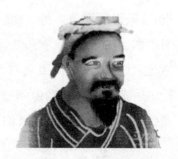

吊尸救命

黄帝时期出现了三位名医，除雷公、岐伯两人外，名气最大的就是俞跗。俞跗医道非常高明，特别是在外科手术方面很有经验。据说他治病一般不用汤药、石针和按摩，而是诊断清楚病因后，如需手术就用刀子划开皮肤，解剖肌肉,结扎。传说有一次,俞跗在过河时,发现一个掉进河里淹死的女人被人打捞出来准备埋葬,俞跗挡住他们询问死者掉进水里多长时间。抬尸体的人说,刚掉进水里,捞上来就断气了。俞跗让他们把尸体放在地上,先是摸了摸死者的脉搏,又看了看死者的眼睛,然后让人找来一根草绳,把死者双脚捆绑好,倒吊在树上。开始大家都不理解俞跗为什么要这样做。死者刚一吊起,就大口大口地往外吐水,直到不吐时,俞跗才叫人慢慢将死者解下来,仰面朝天放在地上,双手在死者的胸脯上一压一放,最后他拔掉自己的几根头发,放在死者鼻孔上观察了一阵,发现发丝缓缓动了动,才放心地对死者家里人说:"她活过来了,抬回家好好调养吧!"

摸脚定天下

《史记·扁鹊仓公列传》记载:"上古之时,医有俞跗,治病不以汤液醴酒,镵石挢引、案扤毒熨,一拨见病之应。"说的是俞跗摸脚治病,不用汤药、不用药酒、不用砭石、不用摇动筋骨按摩、不用牵动皮肉推拿、不用热灸敷药,只要找到脚上的特效穴,点拨之间就治好了病。

传说五千年前,中华大地最大的两个部落间展开了一场争夺天下的大战,一个是以黄帝为统帅的炎帝部落,一个是以蚩尤为首领的蚩尤部落。两大部落兵马相当,势均力敌,这场上古时期最惨烈的战争足足持续了十个春秋,每个阵营都是伤兵满营,但仍然不分胜负。黄帝让太医岐伯赶快想出一个快速医好伤兵、提高战斗力的好方法,岐伯推荐了俞跗。俞跗一不用针,二不用灸,三不用药,四不用酒,只在脚上找到一些神奇的特效穴,点拨之间就治好了伤病。俞跗首先治好了先锋大将军风后寸步难行的腰伤,接着又医好了一批又一批伤兵,及时补充了兵源,风后很快领兵冲垮了蚩尤阵营的防线,黄帝部落一举歼灭了蚩尤部落,平定了天下。这就是俞跗"摸脚定天下"的传奇故事。

历史评述

俞跗医术之高超几乎已达到现代医学的水准和境界。五千年以前,俞趵治疗疾病时就不仅仅限于"对症下药",已经懂得使用"割皮解肌,洗涤五脏"的现代外科技术。这象征着医学的进步,为中国人的智慧提供了最有力的证明。

扁　鹊

医家简介

　　扁鹊(公元前407—前310年),真实姓名是秦越人,又号卢医,扁鹊是他的绰号,这一绰号的由来可能与《禽经》中"灵鹊兆喜"的说法有关,医生治病救人,走到哪里,就给哪里带来喜讯和安康,如同翩翩飞翔的喜鹊,因此,古人习惯把那些医术高明的医生称为"扁鹊"。扁鹊走南闯北,真心实意地为人们解除疾病的痛苦,获得人民普遍的崇敬和欢迎。扁鹊刻苦钻研,努力总结前人的经验,大胆创新,成为一名学识渊博、医术高明的医生。

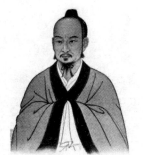

医史佳话

切脉诊病

　　有一次,扁鹊到晋国(今山西、河北、河南一带),正碰到晋国卿相赵简子由于"专国事",用脑过度,突然昏倒,已五天不省人事。大夫们十分害怕,急忙召扁鹊诊治。扁鹊按了脉,从房里出来。有人尾随着探问病情,显得很焦急。扁鹊沉静地对他说:"病人的脉搏照常跳动,你不必大惊小怪! 不出三日,他就会康复。"果然过了两天半,赵简子就醒了过来,准确地用切脉诊病是扁鹊的首创。著名历史学家司马迁高度赞扬说:"至今天下言脉者,由扁鹊也。"近代历史学家范文澜也说扁鹊是"切脉治病的创始人"。

望诊齐桓侯

扁鹊路过齐国都城临淄的时候，见到了齐国的国君齐桓侯。他看齐桓侯的气色不好，就断定他生病了，便直言不讳地对他说："你有病在肤表，如不快治，就会加重。"桓侯听了不以为然，说："我没病。"扁鹊见他不听劝告就走了。这时，桓侯对左右的人说："凡是医生都是贪图名利的。他们没有本事，就把没有病的人当有病的来治，以显示本领，窃取功利。"过了五天，扁鹊又来见齐桓侯，一番观察之后，对齐桓侯说："你的病到了血脉，不治会加重的。"桓侯听了很不高兴，根本没有把扁鹊的话放在心上。再过五天，扁鹊又来见齐桓侯，经过细致观察，严肃地对他说："你的病进入肠胃之间，再不治，就没救了！"齐桓侯听了很生气，当然也没有理睬扁鹊的话。等到扁鹊第四次来见桓侯时，他只瞥了一眼，就慌忙跑开了。看到扁鹊不理睬自己，齐桓侯就派人询问。扁鹊说："病在肤表，用汤熨可以治好；病进入血脉，用针灸可以治好；病到了肠胃，用酒剂也能治愈。如今齐桓侯的病已经深入骨髓，再也没法治了，我只好躲开。"又过了五天，齐桓侯果然病重，派人请扁鹊来治，扁鹊早已逃离齐国，而齐桓侯因误了治病时机，不久就死了。

早在两千四百多年前，扁鹊就能从齐桓侯的气色中，看出病之所在和病情的发展，这是很不简单的。所以，汉代著名医学家张仲景赞赏说："余每览越人入虢之诊，望齐侯之色，未尝不慨然叹其才秀也。"

起死回生

有一次，扁鹊和弟子子阳、子豹等人路过虢国，恰遇虢太子病重，人们以为他死了，正在举行大规模祈祷活动。扁鹊找到中庶子（太子的侍从官），问道："太子患什么病？"中庶子答道："太子中邪。邪气发泄不出去突然昏倒就死了！"扁鹊进一步了解了太子发病的情况，信心百倍地对中庶子说："你进去通报虢君，就说我能救活太子！"但中庶子不信扁鹊能起死回生，不肯去通报，而且嘲讽扁鹊说："你无上古名医俞跗的本事，还说能救活太子，就是不懂事的婴儿也知道你是骗人的！"扁鹊气愤地说："你这是从竹管里望天。老实告诉你，我秦越人不等切脉、望色、听声、审察病人形态，就能说出病的部位。不信,你去太子那看看,他此刻耳朵该会鸣响,鼻翼该会扇动,从其大腿摸到阴部也该是温热的。"听到这里,中庶子不禁目瞪口呆。因为扁鹊虽没有见到太子,但通过多次询问,对太子的病情已了如指掌,说得头头是道,说明他确实有本事,不可小看。中庶子只得进去通报了。虢君得知消息,赶快出来接见扁鹊,说:"我久慕先生大名,只是无缘拜见;先生路过我这小国,幸亏主动来救助,实在是寡人的幸运!有先生救助,我儿就能活命;没有先生救助,就只有把他的尸体埋在山沟了。"说着,"流涕长潸",哭得很是悲切。扁鹊告诉虢君,太子患的是"尸厥"(类似今天的休克或假死)。于是,扁鹊叫弟子子阳磨制针石,在太子头顶中央凹陷处的百会穴扎了一针。过了一会儿,太子就苏醒过来。接着扁鹊叫弟子子豹在太子两肋下做药熨疗法。不久,太子就能坐起来。后又服二十天汤药,虢太子就完全恢复了健康。此后,天下人都知道扁鹊有"起死回生"之术。而他却实事求是地说,并非他能把死去的人救活,而是病人根本就没有真正死去,他只不过用适当的治疗方法,把太子从垂死中挽救过来而已。

医德传承

扁鹊不只是医术精湛,而且医德高尚。扁鹊的医德思想主要反映在以下五个方面:第一,救死扶伤的精神。在扁鹊的朴素医德思想中,作为一名医生,应当"见死必救"。如他路过虢国,问明原因后,从中庶子口中得知虢太子可能是假死,主动要求救治,充分体现了救死扶伤的精神,同时还表现出扁鹊一丝不苟的医疗作风,为医者树立了光辉典范。第二,主动热情为病人。扁鹊路过齐国,齐桓侯把扁鹊当作客人接待,扁鹊通过望诊得知齐桓侯有病,并告之若不及时治疗,疾病将加重。而齐桓侯不知自己有病潜伏,对扁鹊的话不予理睬,说"寡人无病",未接受治疗,扁鹊不但不责怪齐桓侯,五天后又去见他,齐桓侯仍不予理睬。扁鹊无可奈何,只好放弃治疗。第三,实事求是,谦虚谨慎。如虢君对扁鹊说:太子的病"有先生则治,无先生则弃捐填沟壑,长终而不得反"。扁鹊听后解释说:"象太子病,所谓'尸厥'者也,太子未死也。越人非能生死人也,此自当生者,越人能使之起耳。"表现了扁鹊谦虚谨慎的美德。第四,治学严谨。扁鹊已能掌握当时各科医学知识,且能根据病人的需要,努力为病人解除痛苦。但扁鹊仍深感自己医疗技术不足,曾感慨说:"人之所病,病疾多;而医之所病,病道少。"说明医疗技术的发展,总是不能适应疾病发展变化的需要,这不难看出扁鹊治学严谨。第五,坚信医学,反对巫医。在扁鹊生活的年代,由于医学科学不发达,巫医掌握着相当的权力,有很多奴隶主贵族仍相信巫术迷信。因此,扁鹊一方面要用医术与疾病作斗争,另一方面要与巫术作斗争。他在医疗活动中,总结出"六不治"原则,即:"骄恣不论于理""轻身重财""衣食不能适""阴阳并,藏气不定""形羸不能服药""信巫不信医",揭示出信巫不信医的危害,同时指出医术不是万能的,有些疾病也是不能医好的。

历史评述

扁鹊用一生的时间认真总结前人和民间经验,结合自己的医疗实践,在诊断、病理、治法上对祖国医学作出了卓越贡献。扁鹊的医学经验在我国医学史上起着承前启后的重要作用,对我国医学发展有着较大影响。因此,医学界历来把扁鹊尊为我国古代医学的祖师,说他是"中国的医圣""古代医学的奠基者"。司马迁称赞他说:"扁鹊言医,为方者宗。守数精明,后世修(循)序,弗能易也。"范文澜在《中国通史简编》中称他是"总结经验的第一人"。

千百年来,扁鹊深为广大人民所爱戴和崇敬,历代人民为他建陵墓、立碑石、筑庙宇、朝香火。在伏道村扁鹊庙的墙上,有这样一首诗,概括了他的一生,同时寄托了人们对他的哀思:

> 昔为舍长时,方技未可录。一遇长桑君,古今皆叹服。
>
> 天地为至仁,既死不能复。先生妙药石,起虢效何速!
>
> 日月为至明,覆盆不能烛。先生具正眼,毫厘窥肺腑。
>
> 谁知造物者,祸福相倚伏。平生活人手,反受庸医辱。
>
> 千年庙前水,犹学上池绿。再拜乞一杯,洗我胸中俗。

文 挚

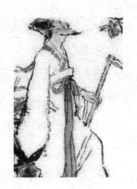

文挚(生卒年不详),战国时期宋国的良臣,精通医道,兼有奇能异术。文挚治病手法非常高超,他会根据患者的病情需要对疾病加以适当处置,有时甚至不用药物或针灸,而是利用"阴阳五行生克"之理,以变动情志的方式来治疗疾病。

医德传承

文挚殉医

《吕氏春秋·至忠篇》记载了文挚用中医五行生克的情志疗法来治疗疾病的故事:

相传公元前280年间,齐王患了郁症,也就是现代医学上所说的"忧郁症",整天闷闷不乐,沉默寡言,常无故叹气。经许多医生治疗,就是不见好转。齐国太子听说邻近的宋国有一位叫文挚的名医,医术高明,就派人前去请来。文挚详细询问了齐王的病情,太子问:"父王的病有治好的希望吗?"文挚说:"齐王的病我是能治好的。但是,齐王的病治好后,必然要杀死我。"太子吃惊地问:"这是什么缘故?"文挚说:"齐王的病必须用激怒的方法治疗,但我如果激怒了他,我的性命也难保全。"太子向文挚磕头恳求说:"如果先生能治好父王的病,我和母亲拼死也要保住你,父王平时最听我和母亲的话,先生不必顾虑,放心治吧!"文挚痛苦地说:"那我就把这条命送给齐王了。"

文挚与齐王约好看病时间,但时间到了,文挚却未赴约。又约定了第二次,文挚再次失约。连续失约三次,齐王非常恼怒。最后一次,文挚终于来了,但他连礼也不行就径直走到齐王病床前,不脱鞋就上了病床,还踩着齐王的衣服问病情,气得齐王咬牙切齿,不搭理文挚。文挚继而又用粗话刺激齐王,齐王再也按捺不住,从病床上翻身起来大骂不休。没想到这样一来,齐王的郁症竟然真的痊愈了。齐王病虽愈但怒气未消,派人捉拿文挚,准备把他活活煮死。太子和王后闻讯急忙赶来解释,请求齐王宽赦,但齐王不听,怒不可遏的齐王最后竟然"以鼎生烹文挚"。

历史评述

医学乃仁心仁术,有时为了救人要冒很大的风险,甚至要搭上自己的性命。名医文挚就是这样一位医生。他善于运用精神、心理疗法治疗疾病,根据中医学"怒胜思"的原理,采用激怒病人的治疗手段,治愈了齐王的抑郁症,可以说是医学心理学的鼻祖。文挚殉医成为中国医学史上心理疗法的一个典型范例。文挚也谱写了一曲以身殉医的悲歌,他的高尚医德因此得以升华,其人其事至今仍在民间广为传颂。

第二章

早期医德规范的确立——秦汉时期

秦汉时期是中国医学史上承前启后、继往开来的发展时期。这一时期医学人才辈出,他们在对医学作出重大成就的同时也为医德的发展作出了重要贡献,传统医德的发展在秦汉时期有了长足进步。

随着思想文化的日益丰富和医学的发展,中华传统医德思想体系基本确立,在表现形式上以医德人物、医德言论和神话传说为主。这一时期的医德思想继承《黄帝内经》以来"生命至重"的医德观念,"独尊儒术"使儒家的人生哲学开始普遍影响古代医家的道德观念。西汉著名医家淳于意等明确把行医看作践行儒家"仁爱"思想的过程;东汉"医圣"张仲景不仅在《伤寒杂病论》里提出了反映"仁"的思想的行医目的,在实践中也表现出儒家的道德特征;郭玉的"四难"说首先提出了患者在治疗过程中的影响问题,同时还出现了歌颂医家品德高尚的"杏林春暖""橘井流香"等神话故事。早期医德规范在秦汉时期初步确立。

华 佗

医家简介

华佗(约145-208年),东汉末医学家。名旉,字元化。汉末沛国谯(今安徽亳县)人。华佗一生行医各地,声誉颇著,在医学上有多方面成就。他精通内、外、妇、儿、针灸各科,尤擅长外科,曾用"麻沸散"施剖腹术,这是世界医学史上最早的全身麻醉。华佗很重视疾病的预防,强调体育锻炼,以增强体质,模仿虎、鹿、熊、猿、鸟的动作和姿态,创造了"五禽之戏",用以锻炼身体。他医术全面,尤其擅长外科,精于手术,被后人称为"外科圣手""外科鼻祖"。

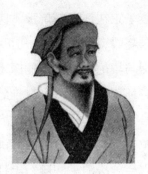

医史佳话

失传的《青囊书》

曹操害了头痛病,请了不少医生医治都不见效。有人推荐了华佗。华佗诊断后说:"头脑疼痛是因患了风病。病根在脑袋中,风涎出不来,服汤药没用。我有个治疗的方法:先饮麻沸汤,然后用利斧砍开脑袋,取出风涎,才能除掉病根。"曹操大怒道:"你这不是要杀我吗!"华佗说:"您应该听说我为关公治胳膊的事吧,他的胳膊中了毒箭,我为他刮骨疗毒,关公一点也不害怕;你这病与关公比不算大,为什么这么多疑呢?"曹操说:"胳膊痛可以刮,脑袋怎么能砍开? 你一定是与关公有私,现在想趁这个机会来报复我吧!"呼左右把华佗拿下,送到狱中。

监狱中有个狱卒,姓吴,人们称他为"吴押狱"。他敬重华佗的为人,每天拿酒食给华佗吃。华佗非常感激,告诉他说:"我快死了,遗憾的是我的那部《青囊书》还没有传到世上。你的深情厚谊无以报答。我写一封书信,你派人送到我家,取来《青囊书》赠给你,这样你就可以继承我的医术了。"吴押狱非常高兴地说:"我如果得了这本书,就不干这个差使了,去医治天下病人,使先生的医德继续流传。"华佗当即写了书信交给吴押狱。吴押狱拿了《青囊书》回到狱中,华佗看后就把书赠给了他。十天之后华佗死在了狱中。

吴押狱买棺葬了华佗,辞了差役回家,想拿出《青囊书》学习,却见他的妻子正在那里焚烧那本医书。吴押狱大吃一惊,连忙抢夺过来,可是全书已被烧毁,只剩得最后几页。吴押狱非常生气,怒骂妻子。他妻子说:"纵然学得与华佗一般神妙的医术,又能怎样?最后像华先生一样死在大牢之中,要它何用!"吴押狱唯有连连叹气。《青囊书》没有流传下来,华佗对人体内脏有着怎样的认识?他对人的大脑有着怎样的了解?他打算从脑子的哪个部位"引出风涎"?他的麻沸散是什么配方?他怎样控制"麻沸散"的用量?他怎样解决消毒问题?怎样应对可能出现的感染?这些问题只能成为千古之谜了。

医德传承

华佗生活的时代是东汉末年三国初期,军阀混乱,水旱成灾,疫病流行,人民处于水深火热之中。当时著名的诗人王粲在《七哀诗》里这样写道:"出门无所见,白骨蔽平原。"这是当时社会景况的真实写照。目睹这种情况,华佗非常痛恨作恶多端的封建豪强,十分同情受压迫受剥削的劳动人民。为此,他不愿做官,宁愿提着金箍铃到处奔走,为人民解除疾苦。

不求名利,不慕富贵,使华佗得以集中精力于医药研究。《后汉书·华佗传》说他"兼通数经,晓养性之术",尤其"精于方药",人们称他为"神医"。华佗高明之处,就是能批判地继承前人的学术成果,在总结前人经验的基础上创立新的学说。中国的医学到了春秋时期已经取得辉煌的成就,而扁鹊对于生理病理的阐发可谓集其大成。华佗的学问有可能从扁鹊的学说发展而来。同时,华佗对同时代的张仲景的学说也有深入研究。他读到张仲景著的《伤寒论》第十卷时,高兴地说:"此真活人书也。"可见张仲景的学说对华佗影响很大。华佗循着前人开辟的途径,脚踏实地开创新的天地。例如,他发现了体外挤压心脏法和口对口人工呼吸法。这类例子很多,最突出的应数麻醉术——酒服麻沸散的发明和体育疗法"五禽之戏"的创造。利用某些具有麻醉性能的药品作为麻醉剂,在华佗之前就有人使用。不过他们或者用于战争,或者用于暗杀,或者用于执弄,真正用于治病的却没有。华佗总结这方面经验,又观察人醉酒时的沉睡状态,发明酒服麻沸散的麻醉术,并正式用于医学,从而大大提高了外科手术的技术和疗效,扩大了手术治疗的范围。他的外科手术得到历代的推崇。明代陈嘉谟的《本草蒙筌》引用《历代名医图赞》中的一诗作了概括:"魏有华佗,设立疮科,剔骨疗疾,神效良多。"可见,华佗被后世尊为"外科鼻祖",是名副其实的。

历史评述

华佗是我国医学史上广为人知的杰出医学家,《后汉书》和《三国志》均为他专门立传。华佗行医,并无师传,自幼刻苦攻读,主要是精研前代医学典籍,在实践中不断钻研、进取。当时我国医学已取得一定成就,《黄帝内经》《黄帝八十一难经》《神农本草经》等医学典籍相继问世,望、闻、问、切四诊原则和导引、针灸、药物等诊治手段已基本确立,且得到了广泛运用,华佗具有较高的文化素养,他善用麻醉、针、灸等方法,并擅长开胸破腹的外科手术。外科手术的方法并非建立在"尊儒"文化基础上的中医学主流治法,受儒家"身体发肤,受之父母"主张的影响,外科手术并没有大规模发展起来。在这种条件下,中医学同样得到了长足的发展,许多其他医学不得不承认它超越的科学性和理论的精妙深远。而古代医家,如战国时的扁鹊,西汉的仓公,东汉的涪翁、程高等,不慕荣华富贵、终生以医济世的动人事迹,不仅为华佗精研医学提供了可能,而且陶冶了他的情操。

华佗的医书虽然全部被焚毁,但他的学术思想却并未完全消亡,尤其是在中药研究方面,其弟子吴普也是著名药学家,《吴普本草》的很多内容都可以在后世医书中看到。近代人多称华佗为"神医",又以"华佗再世""元化重生"称誉有杰出医术的医师,可见华佗在中华医学史上影响深远。

张仲景

医家简介

张仲景(约150—219年),名机,南阳郡涅阳(今河南省邓县,另说河南南阳)人,相传曾举孝廉,做过长沙太守。张仲景刻苦学习《黄帝内经》,广泛收集医方,写出了传世巨著《伤寒杂病论》,这是中国第一部从理论到实践确立辨证论治法则的医学专著,是中国医学史上影响最大的著作之一,也是后学者研习中医必备的经典著作,受到医学生和临床大夫的广泛重视,后人尊称张仲景为"医圣"。

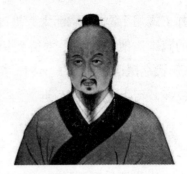

医史佳话

乱世立志

张仲景出身在没落的官僚家庭,父亲张宗汉是个读书人,在朝廷做官。由于家庭的特殊条件,他从小有机会接触到许多典籍,他也笃实好学,博览群书,酷爱医学。他从史书上看到扁鹊望诊齐桓公的故事,对扁鹊高超的医术非常钦佩。"余每览越人入虢之诊,望齐侯之色,未尝不慨然叹其才秀也。"从此对医学产生了浓厚的兴趣,这也为他后来成为一代名医奠定了基础。

当时社会政治黑暗,朝政腐败,农民起义此起彼伏,兵祸绵延,到处都是战乱。黎民百姓饱受战乱之灾,加上疫病流行,很多人死于非命,生灵涂炭,横尸遍野,惨不忍睹。官府衙门不想办法解救,却一味地争权夺势,发动战争,欺压百姓。这使得张仲景从小就厌恶官场,轻视仕途,怜悯百姓,萌发了学医救民的愿望。汉桓帝延熹四年(161年),他10岁左右时,就拜同郡医生张伯祖为师,学习医术。

张伯祖当时是一位有名的医家,性格沉稳,生活简朴,对医学刻苦钻研。每次给病人看病、开方,都十分精心,深思熟虑。经他治疗过的病人,十有八九都能痊愈,他很受百姓尊重。张仲景跟他学医非常用心,无论是外出诊病、抄方抓药,还是上山采药、回家炮制,从不怕苦怕累。张伯祖非常喜欢张仲景,把自己毕生行医积累的丰富经验毫无保留地传给他。比张仲景年长的一个同乡何颙对他颇为了解,曾说:"君用思精而韵不高,后将为良医。"意思是说张仲景才思过人,善思好学,聪明稳重,但是没有做官的气质,不宜做官;只要专心学医,将来一定能成为有名的医家。何颙的话更加坚定了张仲景学医的信心,从此他学习更加刻苦,博览医书,广泛吸收各医家的经验用于临床诊断,进步很大,很快便成为一个有名气的医生,以至"青出于蓝而胜于蓝",超过了他的老师。当时的人称赞他"其识用精微过其师"。

坐堂医生

尽管张仲景从小就厌恶官场,轻视仕途,但由于他父亲曾在朝廷做过官,对参加科举考试,谋得一官半职很是看重,就要张仲景参加考试。尽管张仲景很不情愿,但也不愿违背父命,因此在汉灵帝(约168－189年)时,参加了考试并且中了举人。建安年间(196－219年),张仲景被朝廷派到长沙做太守。做官后他仍用自己的医术为百姓解除病痛。在封建时代,做官的不能随便进入民宅,接近百姓。可是不接触百姓就不能为他们治病,医术因而也就不能有所长进。于是张仲景想了一个办法,择定每月初一和十五两天,大开衙门,不问政事,而是让有病的百姓进来,他端端正正坐在大堂上,挨个仔细为百姓诊治。张仲景让衙役贴出安民告示,告诉老百姓这一消息,他的举动在当地产生了强烈震动,老百姓都拍手称赞,对张仲景更加拥戴。时间久了,便形成惯例,每逢农历初一和十五,张仲景的衙门前便聚集了来自各方求医看病的群众,甚至有些人带着行李远道而来。后来人们就把坐在药铺里给人看病的医生通称为"坐堂医生",以此来纪念张仲景。

医德传承

余每览越人入虢之诊,望齐侯之色,未尝不慨然叹其才秀也。怪当今居世之士,曾不留神医药,精究方术,上以疗君亲之疾,下以救贫贱之厄,中以保身长全,以养其生,但竞逐荣势,企踵权豪,孜孜汲汲,惟名利是务,崇饰其末,忽弃其本,华其外,而悴其内,皮之不存,毛将安附焉。

(张仲景《伤寒论自序》)

27

【译文】

　　我每次阅览司马迁《史记·扁鹊仓公列传》中秦越人路经虢国给太子诊病，使太子起死回生和到齐国望齐桓侯之色以决生死的神奇医术，未尝不慨然赞叹扁鹊之优秀才能。痛恨当今那些以士大夫和学士自居的人，竟然不关心医药，不研究自然和人类生存的规律，以寻求治愈疾病的方法，上以治疗国君或父母的疾病，下以拯救那些处于病害危机之地的贫困草民，中以保护自身的健康，以调养四时的方法来呵护生机。却只知道竞相追逐荣华富贵，踮起脚来追逐那些有权有势的人，急不可耐地追求名利地位。崇拜粉饰细枝末节，忽略抛弃了根本，使自己的外表华丽，却使本质憔悴了。皮都没有了，毛往哪里依附呢？道德和生命都没有了，那些荣华富贵和名利权势又有什么用呢？

　　观今之医，不念思求经旨，以演其所知，各承家技，终始顺旧，省疾问病，务在口给。相对斯须，便处汤药，按寸不及尺，握手不及足，人迎趺阳，三部不参，动数发息，不满五十，短期未知决诊，九候曾无仿佛，明堂阙庭，尽不见察，所谓窥管而已。夫欲视死别生，实为难矣。孔子云：生而知之者上，学则亚之，多闻博识，知之次也。余宿尚方术，请事斯语。

（张仲景《伤寒论自序》）

【译文】

　　看看当今的医生，不想思考研求医学经典著作的旨意，不用经典来扩充加深医学知识；只是各自秉承着家传的医技，始终沿袭旧法，察看疾病，询问病情时，全靠患者口述。对着病人诊视一会儿，就处方开药。诊脉时只按寸脉，没有接触到尺脉，只按手部脉，却不按足部脉；人迎、趺阳、寸口三部脉象不互相参考；按照自己的呼吸诊察病人脉搏跳动的次数不到五十下就结束；病人垂危还不能确诊，九处诊脉部位的脉候竟然没有一点模糊的印象。鼻子、两眉之间及前额，全然不加诊察，这真如窥管之见似的很不全面。想以这种水平诊察人的生死，实在是很难呀！孔子说：生下来就懂得事理的人是上等的，通过学习而懂得事理的人是第二等的，多方面聆听求教，广泛记取事理的人，又次一等。我素来爱好医方医术，请让我奉行"学而知之"和"多闻博识"这样的话吧！

历史评述

　　张仲景是我国著名的医学家，他对后世医学的发展有着深远影响。张仲景除具备精湛的医术外,还有高尚的医德医风,他的医德对后世医德的发展有着积极影响。张仲景以济世救人、普同一等、仁爱为怀的准则对待病人,给人看病态度认真负责,一丝不苟,力求保证医疗质量,反对"相对斯须,便处汤药"的草率态度。他具有淡泊名利、廉洁正直、遵纪守法的医德品质,批判那些"但竞逐荣势,企踵权豪,孜孜汲汲,惟名利是务"的势利之徒,为人谦虚谨慎,提倡终身坚持学习,为后人树立了淳朴无华、勤恳踏实的学风。

同时,张仲景还是一位具有朴素唯物主义思想和无神论思想的医学家。他敢于挺身而出,反对为当时统治者所鼓励和提倡的谶纬迷信,反对巫祝。他继承了王充的无神论观点,提出了"厥身已毙,神明消灭,变为异物,幽潜重泉"的无神论思想,反对用鬼神迷信来解释疾病,从朴素唯物主义的观点出发,提出致病的原因。

张仲景的医学理论对中国古代医学的发展和人民的健康作出了巨大贡献,而且对东南亚各国的影响很大。后人研究他的医理,敬仰他的医术和医德,称他为医圣。还在河南南阳为他修建了医圣祠,新中国成立后政府翻修了医圣祠,并修建了张仲景纪念馆,以此纪念这位为中国中医治疗学奠定基础的医学家。

淳于意

医家简介

淳于意(约公元前205－?),西汉初齐临淄(今山东淄博东北)人,因做过齐太仓长,管理都城的官员,故又称仓公。从公孙光学医,并从公乘阳庆习黄帝、扁鹊脉书。精医道,辨证审脉,治病多验。《史记》记载了他的二十五例医案,称为"诊籍",这是中国现存最早的病史记录。

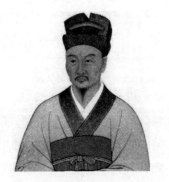

医史佳话

缇萦救父

淳于意精于脉象,善于望诊和切脉,能识破表象,察知重症,常能一见而知人潜在病症。如齐侍御史成自述头痛,淳于意诊断为"疽症",判定其病因内发于肠胃之间,因贪酒所致,五日当肿胀、八日便呕脓而死,果然成于第八天就因呕脓而死。又如齐中郎破石有病,淳于意诊断后认为其伤在肺,十日后当尿血而亡,至期果如其言。由是淳于意远近闻名,一些诸侯王和官僚阶层都想方设法让他留在身边,专为自己看病。医者圣人心,淳于意不愿为少数人看病,他的理想是为天下人解除病痛,无奈何就"不以家为家",成为一名游医。这得罪了部分上层官僚人士,汉文帝十三年(公元前167年),王公贵族诬告淳于意不为人治病,轻视生命,官府听信诬告要处淳于意肉刑。按西汉初年律令,凡做过官的人受肉刑,必须押送到京城长安执行。

淳于意生有五女,当皇帝下诏书要他进京问罪时,他感伤无男随行,长叹道:"生子不生男,缓急无可使者!"15岁的小女缇萦听到父亲的哀叹,决定随父进京。为了营救父亲,缇萦斗胆上书汉文帝为父求情,并愿意做奴婢替父赎罪:"妾父为吏,齐中称其廉平,今坐法当刑。妾切痛死者不可复生而刑者不可复续,虽欲改过自新,其道莫由,终不可得。妾愿入身为官奴婢,以赎父刑罪,使得改行自新也。"汉文帝感其赤诚,就下令免除了淳于意的刑罚,同时颁发诏书废除由来已久的残酷肉刑。这个偶然事件促成了中国法制史上一个具有划时代意义的变革。缇萦救父的行为在以孝治天下的汉朝也被充分宣扬,东汉经学家把这个故事作为奉行孝道的标志性事件,成为二十四孝之一。班固曾赞缇萦曰:"百男何愦愦,不如一缇萦。"

最早的病历

淳于意被赦后专心行医用药,但在长期的行医过程中,他深感病人的病情和特征如果没有记录而仅靠医生的记忆会影响治疗效果,给病人带来麻烦。经过长期的摸索和实践,淳于意想到一个好办法,在就医中,他把病人的姓名、年龄、性别、职业、籍里、病状、病名，以及诊断、病因、治疗日期、疗效、预后等一一详细记录下来，同时，把治愈的和死亡的病例也作了详细记录。淳于意把这种记录称为"诊籍"。诊籍不仅大大提高了治疗效果，而且无意中保存了他的部分医疗学术思想，这对我国悠久中医理论的传承和弘扬大有裨益。《史记·扁鹊仓公列传》共记载了他二十五例完整的医案。后来，不少医生仿效淳于意的做法，诊籍也就逐渐演变成我们今天所见的病历，淳于意理所当然地成为中医病历的创始人。

医德传承

问臣意："诊病决死生，能全无失乎？"臣意对曰："意治病人，必先切其脉，乃治之。败逆者不可治，其顺者乃治之。心不精脉，所期死生视可治，时时失之，臣意不能全也。"

（司马迁《史记·扁鹊仓公列传》）

【译文】

皇上问："你给人诊治病症断定人的死生，能完全没有失误吗？"淳于意回答说："我医治病人时，一定先为他切脉后，才去医治。脉象衰败与病情违背的不给他医治，脉象和病情相顺应的才给他医治。如果不能精心切脉，所断定的死生时间及能否治愈，也往往会出现差错，我不能完全没有失误。"

历史评述

淳于意的"诊籍"二十五案是中国医学史上第一部较为系统的临床病案，后司马迁《史记》中为仓公立传时又将病案咸悉收录，为后世留下了十分宝贵的早期诊疗疾病的资料，其诊法、辨证、立论、治法、用药等颇多出新，对研究《内经》、启迪后世、探讨医史等有着不可忽视的作用，反映了淳于意在医疗学术思想与医案记录上的创造性贡献。更为难能可贵的是淳于意像秦越人一样，并没有把医学经验的传授限定在神秘而狭小的范围内，而是广泛传授医术，他因材施教，培养了宋邑、高期、王禹、冯信、杜信、唐安以及齐丞相府的宦者平等人，是秦汉时期文献记载中带徒最多的一位医家。

董　奉

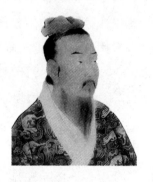

董奉(220－280年),字君异,侯官(今福建长乐)人。少时治医学,医术高明,信奉道教,年轻时,曾任侯官县小吏,晚年到豫章(今江西)庐山下隐居,一边练功一边行医。与南阳张仲景、谯郡华佗齐名,并称"建安三神医"。

杏林春暖

董奉是一位医术高明的医生,传说他有"仙术"。但董奉给人治病从不收钱,只要求被治愈的病人在他的宅院旁种植杏树,患重病而被治好的人每人植杏树五株,轻病患者每人植杏树一株。几年下来,董奉治愈患者成千上万,植下的杏树有十几万株,郁然成林。董奉在此修身养性,这片杏林便被称为"董仙杏林"。每逢杏熟时节,董奉张榜公告,凡是到此买杏者不收银钱,而是用稻谷换取,一斗稻谷换一斗杏。董奉又将用杏换来的稻谷全部用来救济平民百姓。董奉行医济世的高尚品德赢得了百姓的敬仰,董奉更是闻名遐迩,颂声载道。为了感激董奉的德行,有人写了"杏林春暖"的条幅挂在他家门口,后来人们又在董奉隐居处修建了杏坛、真人坛、报仙坛,以纪念董奉。从此,许多中药店都挂上了"杏林春暖"的匾额,据载,今江西九江董氏原行医处仍有杏林,"杏林"一词便渐渐成为医家的专用名词。

董奉自幼立志学医,解救民众疾苦。经多年努力,终有所成,董奉医术高明和不求名利、乐善好施的高尚医德被人们传为佳话,千秋流传。后世以"杏林春暖""誉满杏林"称誉像董奉一样具有高尚医风的苍生大医,"杏林"也逐渐成为中医药行业的代名词。董奉死后,人们在庐山上建有董奉馆;在长乐有一座山被称为董奉山;在福州的茶亭街河上村有一座明代的救生堂,均为纪念董奉。

郭 玉

医家简介

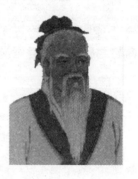

郭玉(约1－2世纪),字通直,东汉广汉郡(今四川新都县,一说广汉县)人,是汉和帝时最负盛名的医学家。曾师从程高学医术,和帝时为太医丞,医道高明,兼重医德。无论病者贵贱,必尽其心力诊治。

医史佳话

切脉识异

汉和帝(89－105年)时,郭玉为太医丞,治病多有效应。和帝听说他诊脉高明,便有意试试他。和帝下令身边一长着细嫩手臂的侍臣与一女子藏于帷帐内,各自伸出左手和右手,令郭玉隔帐为其诊病。郭玉切脉后说:"左阴右阳,脉有男女,状如异人,臣疑其故。"意思是说,诊左手脉是女人,诊右手脉是男人,一个人的脉同时见有男女之象,这人很奇异,我怀疑有什么缘故。和帝连连称善,赞叹不已。

贵人难医

郭玉医术高明,医德高尚,为人诊病"仁爱不矜,虽贫贱厮养,必尽其心力"，但在为贵人治病时，疗效往往不是很令人满意。皇帝派一贵人患者，换上贫寒人的衣服，并变换居处，请郭玉诊疗，郭玉一针而愈。皇帝诏问郭玉缘由，郭玉回答说："医之为言意也，腠理至微，随气用巧，针石之间，毫芒即乖，神存于心手之际，可得解而不可得言也。夫贵者处尊高以临臣，臣怀怖慑以承之，其为疗也，有四难焉：自用意而不任臣，一难也；将身不谨，二难也；骨节不强，不能使药，三难也；好逸恶劳，四难也。针有分寸，时有破漏，重以恐惧之心，加以裁慎之志，臣意且犹不尽，何有于病哉？"郭玉以上论述正确估计了东汉王公贵族的生活和思想行为对疾病诊治的不良影响；同时也科学地揭示了医生诊治不同社会地位的患者所存在的心理障碍。他是继扁鹊之后又一个对医学社会学与心理学有研究的医家。

历史评述

郭玉不仅医术高明，而且医德高尚，对患者普同一等，一视同仁，"虽贫贱厮养，必尽其心力"，同时，他敢于直言，不隐瞒自己的观点，明确指出贵人的傲慢、偏见与不足。郭玉的医术、医德和对针灸与诊法的贡献，为朝野所叹服。

苏 耽

医家简介

苏耽(生卒年不详)，西汉道家，又称"苏仙公"，桂阳郡(今湖南郴州)人。相传西汉文帝时，他曾在牛脾山修道成仙，故此山后改名苏仙岭。

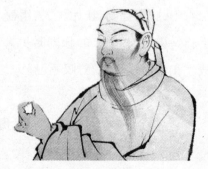

医史佳话

橘井泉香

郴州古时瘴病横行,民不聊生,人们最大的希冀是摆脱病魔的折磨。葛洪《神仙传·苏仙公传》记载:苏耽在汉文帝的时候受天命为天仙,天上的仪仗队降落苏宅迎接苏耽。苏耽在辞别母亲、超脱凡俗时告知母亲:"明年天下将流行瘟疫,咱们家庭院中的井水和橘树能治疗瘟疫。患瘟疫的人,给他井水一升,橘叶一枚,吃下橘叶、喝下井水就能治愈了。"后来果然像他所说的那样,很多人前来求取井水、橘叶,并且病都被治愈了。于是医学史上就有了"橘井泉香"的典故。至今湖南郴州市东北郊苏仙岭上的苏仙观、飞升石、鹿洞,以及市内第一中学内的橘井,都是纪念苏仙的遗迹。"橘井泉香"一词与"杏林春暖""悬壶济世"一样,在中医学界广为传颂。过去医家常常以"橘井"一词或橘、杏并用来为医书取名,寓意深刻。

历史评述

苏耽自小有为天下荡邪恶、扶正气的壮志,对母亲百般孝顺,对百姓爱护有加,以治病救人普度众生为己任,"橘井泉香"的佳话虽然离奇,但离奇的出生、离奇的经历和跨鹤升天的故事,反映了百姓解脱苦难的希冀,崇尚好人有好报的愿望。

壶　翁

医家简介

壶翁(约公元 2 世纪),不知姓名,一称壶公,一说壶公谢元,历阳人。壶翁乃身怀医技、乐善好施之隐士医者,卖药于市,不二价,因其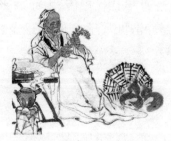

诊病货药处常悬一壶为医帜,所以人称壶翁,民间流传着许多有关壶翁的神话故事。

医史佳话

悬壶济世

"悬壶",是典出南北朝范晔《后汉书》及晋代葛洪《神仙传》等书所载述的一个神奇故事。说的是某年夏天,河南一带闹瘟疫,死了许多人,无法医治。有位不知姓名的老翁,忽然从远方而来,入市卖药。这位老翁卖药时,常在店铺大门上方悬挂一个药葫芦,人们就称呼他为壶翁。壶翁卖药有个特点,就是"药不二价",不能还价;他的药效也神奇,壶翁看病配药后,常要与病人交待"服此药必吐某物,某日当愈",事无不效。因为壶翁的药效神验,他卖的药钱日收数万,他将这些钱都用于济施市内贫乏饥冻的人。壶翁本是个神人,他卖药收市后,就跳入壶中休息,但集市里的人却看不到他进入壶中,惟有"费长房"这个人在楼上看见了。费长房对此很是惊奇,认为壶翁是个非常之人,于是他到壶翁那儿去拜了两拜,并很恭敬地献上酒肉;壶翁知道费长房把他当作神人,就约费长房第二天前来。

第二天早晨,费长房如期赴约,壶翁就和他一起进入壶中。那壶中是别有天地,目之所及乃是一"玉堂严丽"似的"仙宫世界",那美酒佳肴的"旨酒甘肴""盈衍其中",于是两人席坐对饮。二人"共饮毕而出"后,壶翁对费长房说:我是神人,你是个可教之人,将来你可以救治很多人的疾病,并问费长房"子宁能相随于我学道乎?"费长房本想向壶翁求道,于是就随从壶翁进入深山,学医道于壶翁,壶翁尽授其"悬壶济世"之术。

此事代代相传,因而后来人皆称卖药行医为"悬壶",美称医生职业为"悬壶济世",开业则以"悬壶之喜"等为贺。时至今日,仍有不少行医者悬葫芦在诊室当作行医的标志,这种做法更被众多药店、制药厂等沿用。

历史评述

壶翁的事迹之所以有名,不仅归功于他神奇的医术,更在于他药不二价的诚信以及乐善好施的仁心,这是医生除医术之外更应具备的品质。同时,他收徒十分严格,在对费长房进行全面考察后看到他身处绝境中,面临千钧一发之际,仍能从容稳定,毫不畏惧,处之泰然,具备一个医者从容坚定的秉性时才不吝赐教,传授医技。

第三章

传统医德思想的理论化和体系化——魏晋南北朝时期

魏晋南北朝时期,儒家伦理对医家道德观念的影响更趋深入,在继承前人朴素人道主义思想的基础上,进一步提出了崇尚医学人道主义的医学理论。这一时期出现了一批像王叔和、皇甫谧、葛洪、陶弘景、杨泉等崇尚医德、严谨治学、精心诊治、济世救人的医家。他们在行医实践中以"救世济人"为己任,体现出"仁者"情怀。在某种程度上,对"救世济人"的追求开始成为医学发展的重要推动力。葛洪提出了养生观念和行医道德;杨泉提出了医家应具备的条件,强调道德的重要性,他说"夫医者,非仁爱之士,不可托也";褚澄结合医学实践提出了行医规范;陶弘景提出了"我命在我"的生命观。从医德思想的整体来看,以"仁"为核心的医道观日益凸显出来。

从发生学的意义上讲,医德思想可以看作古代医家在对生命具备理性认识的前提下,对自己所从事医事活动职业性道德观念的反映。从内容上看,主要包括行医动机、医道观、行医规范、医德观、养生观念、医患观、医德评价等方面。魏晋南北朝时期,医德思想的核心价值已经提出并逐渐被普遍接受,中国传统医德思想的基本精神已经突显,中国传统医德思想的特点已经显露。综而言之,这些都标志着中国传统医德思想体系已经初步形成。

王叔和

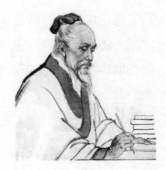

医家简介

　　王叔和(210－280年)，名熙，高平(今山东省邹城)人，魏晋间著名的医学家。博通经方，深究病源，潜心研读历代名医著作，遵古而不泥古，虚心向有经验的名医求教，博采众长，医术日精，名噪一时。在中国医学发展史上，他作出了两大重要贡献，一是整理《伤寒论》，二是著述《脉经》。

医史佳话

起死回生

　　汉末至西晋期间，太行山下有个济州城，城里有家"济生堂"药店，这店里新聘了位坐堂医生。那坐堂的虽说初来乍到，治病配药颇具神通，特别精于内科诸症。一天，济州城里有一家出殡，看那简简单单的殡仪，就猜得出是个贫寒之家。那口薄板棺材经过济生堂门前时，从棺中沥下几滴鲜血。正在柜前坐堂的先生瞥见血迹，陡然一惊，定睛细看就大叫："那出殡的，如何将活人往外抬?"出殡队里哀哭的，吹打的，各司其职，无人理会。坐堂先生一急，上前拉住拉灵幡的半大孩子不放行，一连声地嚷道："棺里是活人，棺里人没死!"出殡的队伍乱了套，几个后生以为他有意胡闹，扯住他就要打。吹鼓手中有个老者，见多识广，看坐堂先生不像作恶的，制止住年轻人，并唤过一位中年汉子来叫他裁夺。中年汉子姓午名逢生，棺里殓的正是他的妻子贾氏，年仅二十八岁，因产中血崩脱阳暴亡。当地风俗，年轻女子死于流血等症，统称"血光之灾"，为不连累家人街坊，须及早入殓安葬。当日贾氏刚刚昏死，族中长者便硬张罗出殡。这汉子中年丧妻，无限悲伤，听坐堂先生一说竟也异想天开,甘愿开棺验尸。此言一出,人们一拥上前,"嘎吱"一声把棺盖撬开。坐堂先生按住死者的人中、关元等穴,顷刻之间,那贾氏始而换气,继而呻吟,再而略睁双目,半欠身子意欲起动。这一医案顷刻轰动了济州城。一打听坐堂先生的姓名,才知道是太行山上的名医王叔和。一时间一传十,十传百,王叔和被传成当今扁鹊、再世华佗。种种奇异传闻传到都城许昌,王公大臣们便三聘五请,硬把王叔和弄到京都当了太医令。

医德传承

夫医药为用,性命所系。和鹊至妙,犹或加思;仲景明审,亦候形证。一毫有疑,则考校以求验,故伤寒有承气之戒,呕哕发下焦之间。而遗文远旨,代寡能用;旧经秘述,奥而不售。遂令末学,昧于源本,互兹偏见,各逞己能,致微痾成膏肓之变,滞固绝振起之望,良有以也。

(王叔和《脉经·序》)

【译文】

医师据诊断结论开方用药为病者治疗,关乎病者生命有无,医和与扁鹊治病如神,切脉时尚需多加思辨;仲景诊断详明,也要脉证互参,稍有疑惑,则考核以求实,故所撰《伤寒论》有用承气汤之戒;呕哕发自下焦,而《伤寒论》论述深远,后代鲜有能够使用者。旧《经》秘密阐述,深奥而不外传,遂令后学医者,昏昧于原本所述,各自以偏见相互炫耀,各逞己能,治疗之后,使微小之病反成为病入膏肓不治之病,以一本书所述为据坚持到底,断送了生之希望者,确实有啊!

历史评述

王叔和生活在魏末晋初,战争频发,瘟疫流行,老百姓的生活苦不堪言,经过连年战争,许多书简都散落佚失或残缺不全,即使是几十年前才完成的《伤寒杂病论》也遭遇同样的命运。作为太医令的王叔和深知这部医著的伟大价值,十分不忍,便下定决心使这部旷世奇书恢复真正面貌。于是他搜集张仲景旧论,到各地寻找该书原本,终于成功得到了全本的《伤寒杂病论》,

并加以整理和修复，将其保留了下来，就是我们今天见到的《伤寒论》。但书中只有伤寒部分的内容，没有找到杂病的那部分。直到唐朝，人们发现了一本已经被虫蛀了的小册子，里面的一部分内容与《伤寒论》相同，另外还有一些内容，是论述杂病的文句，当时尚未见诸于世，但其文风和辞藻却与《伤寒论》极为相似。从形式上来看，这本小册子是一种摘抄本，并非完整的内容。虽然遗憾未能得到原本，但这终究是一大收获，于是将伤寒部分的内容删去，将杂病部分的内容整理出版，取名《金匮要略》。虽然只是不完整的内容，但这部分关于杂病的论述为后世医家处理许多棘手的医学问题提供了极大的帮助。王叔和对《伤寒论》的整理使得《伤寒论》能够流传至今，功莫大焉。

王叔和严谨的治学态度，还体现在他对前人文献的引用上。如《脉经》中就引用了大量古文献，他在引用文献时或以标题形式列出，或以文后加注的形式注明文献出处，便于读者根据所引文献的出处，找出原始文献，这种严谨而忠实的态度也是他的伟大之处，值得后世效法。在其故乡山东省邹城市今建有叔和中医院，家乡的后人以这种方式怀念这位杰出的医学家。

皇甫谧

医家简介

皇甫谧（215－282 年），幼名静，字士安，自号玄晏先生，魏晋间安定朝那人。著有《针灸甲乙经》。除此之外，他还编撰了《帝王世纪》《高士传》《逸士传》《烈女传》《玄晏春秋》等书，是中国历史上的著名学者，在文学、史学、医学诸方面都很有建树，古人曾赞云："晋时著书之富，无若皇甫谧者。"（李巨来《书古文尚书冤词后》）

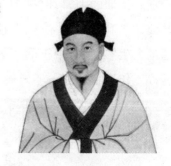

痛改前非

皇甫谧出生时家道已经中落,他的叔父没有儿子,他就被过继给叔父作儿子。皇甫谧的叔父对他很是溺爱,不舍得严厉管教,所以少年时代的皇甫谧不肯好好念书,到处游荡,吃喝玩乐,惹是生非,因此乡里邻居们都瞧不起他,认为他将来一定没有出息。一直到他二十岁时,他的婶母对他很失望,痛哭流涕地对他说:"从前孟母三迁,就是希望儿子有个受熏陶的好环境;曾父杀猪,希望以身教作为儿子的典范,是不是我没有孟母、曾父那种德行,才使你这样不成材? 充实学问、修养德行,关乎你的一生,对于我又有什么好处? 如果你再不知上进,就离开我走得远远的。"皇甫谧被他婶母的话所感动,立志向学,重新做人,拜乡里有名的学者为师,发奋读书,逐渐成为当时有名的学者。乡里的人见他不眠不休地向学,不浪费一点时间,就给他起了个绰号叫"书痴"。

君子之为

城阳太守梁柳,是皇甫谧的表兄弟,要上任时,别人劝皇甫谧为梁柳饯行。他说:"梁柳当百姓时拜访我,我送迎不出门,吃的不过是腌咸菜,贫穷的人不用酒肉为礼。现在他当郡守我去送行,这是看重城阳太守的职位而轻视梁柳这个人,哪里合乎古人之道呢? 这不是我能心安理得的事。"皇甫谧多次被朝廷招官都没有赴任,以其学识、才华,他完全有能力出仕为官,从而摆脱生活的困窘,但是他却选择了一条安贫乐道、隐居达志的人生道路。其淡泊名利的高尚品德、向往自由尊严、不受拘束、始终按照自己的意愿生活的人生态度,薄帝王而不为、视富贵如浮云的品质都是后人,特别是当代医疗工作者在加强医德修养方面值得借鉴的。

或劝谧修名广交。谧以为"非圣人孰能兼存出处,居田里之中亦可以乐尧舜之道,何必崇接世利,事官鞅掌,然后为名乎"。作《玄守论》以答之,曰:或谓谧曰:"富贵人之所欲,贫贱人之所恶,何故委形待于穷而不变乎? 且道之所贵者,理世也;人之所美者,及时也。先生年迈齿变,饥寒不赡,转死沟壑,其谁知乎?"谧曰:"人之所至惜者,命也;道之所必全者,形也;性形所不可犯者,疾病也。若扰全道以损性命,安得去贫贱存所欲哉? 吾闻食人之禄者怀人之忧,形强犹不堪,况吾之弱疾乎! 且贫者士之常,贱者道之实,处常得实,没齿不忧,孰与富贵扰神耗精者乎! 又生为人所不和,死为人所不惜,至矣! 喑聋之徒,天下之有道者也。夫一人死而天下号者,以为损也;一人生而四海笑者,以为益也。然则号笑非益死损生也。是以至道不损,至德不益。何哉? 体足也。如回天下之念以追损生之祸,运四海之心以广非益之病,岂道德之至乎! 夫唯无损,则至坚矣;夫唯无益,则至厚矣。坚故终不损,厚故终不薄。苟能体坚厚之实,居不薄之真,立乎损益之外,游乎形骸之表,则我道全矣。"遂不仕,耽玩典籍,忘寝与食,时人谓之"书淫"。或有箴其过笃,将损耗精神。谧曰:"朝闻道,夕死可矣,况命之修短分定悬天乎!"

(房玄龄等《晋书·皇甫谧传》)

【译文】

　　有人劝皇甫谧为赢得名声而广泛结交。皇甫谧认为"不是圣人,哪能做官交友博取好名,住在乡村照样可以享有尧舜之道的美名。自己并非圣人,又何必去与达官贵人结交,为公事忙碌从而得到好名声呢?"于是,皇甫谧写了《玄守论》来回答劝他广泛结交的人。他在《玄守论》里写道:有的人对皇甫谧讲:"富贵是人人想得到的,贫贱是人人都厌恶的,为什么不顾惜自己,等待困穷而不作改变呢? 况且从道义上讲,最可贵的是治理国家,而对一般的人来讲,及时行乐便是美事,先生已经年老,牙齿也发生了变化,连温饱都没有解决,今后死在山沟河谷之中,又有谁知道呢?"皇甫谧回答道:"人最看重的是生命;道最渴求的是形体的完美。生命和形体都不应该被疾病所侵害,如果扰乱了形体以至于损及性命,又怎么谈得上脱离贫贱而存富贵呢? 我听说吃人俸禄的人就得分担人家的忧患,形体强壮的人尚不堪忍受,何况我体弱多病呢? 对于文士来说,贫穷是司空见惯的,讲究道义的人的确也常受到轻视,然而处于贫穷之中而得到道的真谛，一辈子没有忧患，与那种为了追求富贵扰神耗精相比谁好谁坏，自然不言而喻啊！另外，生时不为人知道，死时不被人惋惜，这才是最得道的真谛呀！聋哑的人是天下最得道的人。一个人死了，天下的人都为他号啕大哭，因为他的死，对天下有很大的损失；有的人健在，全国的人都为之而欢欣鼓舞，因为他的健在，对全国人都有好处。然而，天下人的哭或笑，并不能使该死的人不死，该生的不生。所以有至道至德的人，不会因外界影响损益到他的死生。为什么呢？因为他的体魄很健壮。如果为了换回天下人的悲痛而去追求损害生命的名利，顺应全国人的心意去追求无益于身的富贵，这哪是道德的至高境界呢！只有不追求名利，才会无损于性命，身体就会更坚强；只有不求无益于身体的富贵，道行才会更深厚。身体坚强就不会损及生命，道行深厚就不会变浅薄。如果能保持强健的身体、深厚的道行，将名利、富贵置之度外，看作只是形体表面的东西，那么我的道行是最完善的。"于是，皇甫谧没有去做官。他潜心钻研典籍，甚至废寝忘食，故当时人说他是"书淫"。有人告诫他过于专心，将会耗损精神。皇甫谧说："早晨学到了道理，黄昏死去也是值得的，何况生命的长短是上天预定的呢！"

历史评述

皇甫谧生于动荡不安的魏晋年间，短短一生历经三朝七帝，七帝均下诏封官，他却屡诏不仕；青少年时代无心向学、不思进取，后经养母教诲，幡然悔悟，发奋研读，潜心治学，著书无数，声名大振；二十出头患上风痹症，此后几十年间饱受病痛折磨，在求医的同时，他以身试针，总结完善针灸施治方法，用二十六年时间著就了被奉为中医针灸学宝典的《针灸甲乙经》，他本人也因此被后人尊为中医针灸鼻祖。皇甫谧的一生历经坎坷，饱受苦难，正是这常人无法忍受的苦难成就了他后人难以企及的辉煌。作为中医针灸鼻祖，皇甫谧身上体现的是一种认准目标就毫不犹豫地扎进去、锲而不舍、直达目的的"银针精神"，其灵魂里蕴藏的是悲悯宽厚、经世致用、敢于担当的医者情怀，他宝贵的品质穿越千年，历久弥新。

葛　洪

医家简介

葛洪(约 281－341 年),字稚川,自号抱朴子,丹阳郡句容(今江苏句容县)人,东晋道教学者,著名炼丹家、医药学家。三国方士葛玄从孙,世称小仙翁。他曾受封为关内侯,后隐居罗浮山炼丹。著有《肘后备急方》等。

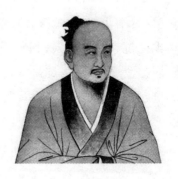

医史佳话

葛洪苦读

葛洪自幼好学,十三岁时父亲去世,家境败落,十分贫苦。家里的篱笆坏了也没人修理,他经常用手拨开杂乱的草木出门,推开杂草回家,从不与别人嬉戏,沉着稳重,又好学,靠上山砍柴换取文具,买纸抄书,点燃柴草以阅读书籍。家里多次失火,收藏的文献著作都被焚毁了,于是他就背起书箱步行,不远千里,借别人家的书抄写。经过不懈努力,葛洪终于成为中国历史上有名的医学家、道教理论家、炼丹家和药物学家。

他的医学著作《肘后备急方》,书名的意思是可以常常备在肘后(带在身边)的应急书,即它是随身常备的实用书籍。书中收集了大量救急用的方子,这都是他在行医、游历过程中收集和筛选出来的,他特地挑选了一些比较容易弄到的药物,即使花钱买也很便宜,改变了以前的救急药方不易懂、药物难找、价钱昂贵的弊病。他尤其强调灸法的使用,用浅显易懂的语言,清晰明确地注明各种灸的使用方法,只要弄清灸的分寸,不懂得针灸的人也能使用。

拒召炼丹

葛洪一生不愿攀附权贵,淡泊名利,在中年时晋元帝和晋成帝都曾赐召他高官厚爵,皆被他拒绝。后来,他厌于在家中总被人催请做官,又听说交趾(今越南北部)一带有炼丹的原料,就主动要求到那里去做县令。上任时,在他经过广州的时候,刺史邓岳留住了他,提供给他炼丹的原料,于是他就隐居在罗浮山,从事炼丹术。后来邓岳又上表为葛洪求官,葛洪仍然推辞不愿接受。同时,葛洪怀有一颗悲天悯人之心,悉心为乡里诊治病痛,对贫困的病人分文不取,百姓都交口称赞。

历史评述

葛洪是东晋时期著名的道教领袖,内擅丹道,外习医术,研精道儒,学贯百家,思想渊深,著作宏富。他不仅对道教理论的发展卓有建树,而且学兼内外,于治术、医学、音乐、文学等方面亦多成就。举凡名医,必有一段艰难的求学历程,以其超人的毅力去探索和学习。葛洪的一生不仅精彩,而且颇具传奇色彩。他的聪慧睿智帮助他开拓了医学上的新领域,在临床急症医学方面作出了突出贡献。

陶弘景

医家简介

陶弘景(456—536年),字通明,自号华阳隐居,丹阳秣陵(今江苏南京)人,齐梁间道士、道教思想家、医学家,人称"山中宰相"。其思想源于老庄,并受葛洪道教影响,亦杂有儒佛观点。善书法,尤精行书,长于医药、历算、地理。在整理古籍《神农本草经》的基础上,吸收魏晋间药物学的新成就,撰有《本草经集注》七卷,所载

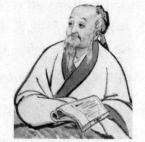

药物凡七百三十种,对后世本草学之发展有很大影响。

医史佳话

治学严谨

陶弘景整理医籍,十分尊重原作,绝不乱涂乱改,也不信口雌黄,即使有补充,也把自己的说法和原书的说法区分开来。如把搜集到的三百六十五种药加入《神农本草经》,他就用黑字写,有的用红字写。所以后人有"本草赤字""本草黑字"之称,赤字是本经正文,黑字是后来加入的。他开创的这种做法被后来的注释家争相学习。陶弘景是我国本草学发展史上贡献最大的早期人物之一。在他生活的年代本草著作有十余家,但无统一标准,特别是古本草年代久远,内容散乱,草石不分,虫兽无辨,临床运用颇为不便,他担负起"苞综诸经,研括烦省"的重任,将当时所有的本草著作分别整理成《神农本草经》及《名医别录》,并把两者合而为一,加上个人的心得体会,著成《本草经集注》,共收药物七百三十种,成为我国本草学发展史上的一座里程碑,使我国本草学成为一门包罗万象的博物学。他还开创了一些具有独创性的发明,例如,创立按药物治疗性质分类的"诸病通用药"分类法,在体例上又开创本草著作分总论、分论叙述的先河,他还应用朱书、墨书的方法来区别《神农本草经》《名医别录》原文与新增文的方法等,在我国本草学发展史上有着不可磨灭的功绩。

注重调查

遇到疑难就去调查研究,这是陶弘景在几十年治学过程中养成的习惯。一天,他读到《诗经·小宛》的"螟蛉有子,蜾蠃负(抱)之。教诲尔子,式谷似之"几句,很不以为然。《诗经》的旧注说,蜾蠃(一种细腰蜂)有雄无雌。繁殖后代是由雄的把螟蛉(青蜘蛛)的幼虫衔回窝里,让那幼虫变成自己的样子,而成为后代。恰好一个朋友也来问这是怎么回事。他就先去查书本,书本说的跟《诗经》旧注的一模一样。他想:这些书尽是我抄你,你抄我的,查书是查不出什么名堂了。我何不亲自到现场看个究竟呢? 于是,陶弘景来到庭院里找到一窝蜾蠃。经过几次细心的观察,他终于发现,那螟蛉幼虫并非用来变蜾蠃的,而是蜾蠃衔来放在巢里,等自己产下的卵孵出幼虫时,作为它们的粮食。蜾蠃不但有雌的,而且有自己的后代。蜾蠃衔螟蛉幼虫作子之谜终于被陶弘景用调查研究的办法揭穿了。从这件事,他得出一个结论:治学要重视调查研究,不能因为别人怎么说,自己就跟着怎么说。

淡泊名利

陶弘景小时候很聪明,也很勤奋。四五岁常以芦荻为笔,在灰沙上学写字。十岁看了葛洪的《神仙传》等著作,昼夜研寻,深受影响。长大以后,"神仪明秀,朗目清眉",曾做诸王侍读的官,深受统治者赏识。先是东阳郡守沈约"累书邀之",他不至;接着,梁武帝"屡加礼聘",他也不出。梁武帝问他:"山中有什么,为什么不出山呢?"他先写了一首诗,后画了一幅画作为回答。诗为《诏问山中何所有赋诗以答》:"山中何所有,岭上多白云。只可自怡悦,不堪持寄君。"(《陶隐居集》)画的是两头牛,一头散放水草间,自由自在;一头锁着金笼头,被人用牛绳牵着,并用牛鞭驱赶。梁武帝看了诗和画,领会他的用意,就不再强迫他出来做官了。但是"国家每有吉凶征讨大事,无不前以咨问",故当时人称之为"山中宰相"。由于王公贵戚"参候相续",干扰很大。后来他索性在山中建了一幢三层的楼房,"弘景处其上,弟子居其中,宾客至其下",关门读书,与世无争。

医德传承

夫禀气含灵,惟人为贵。人所贵者,盖贵为生。生者,神之本,形者,神之具。神大用则竭,形大劳则毙。

（陶弘景《养性延命录》）

【译文】

世间一切生灵,人是最宝贵的,人的所贵之处,首先在于生命。生命是精力之源,肉身是精力之载体。精力用过了就会枯竭,肉身用过了就会死亡。

弘景为人圆通谦谨,出处冥会,心如明镜,遇物便了。……性好著述,尚奇异,顾惜光景,老而弥笃。

(李延寿《陶弘景传》)

【译文】

陶弘景为人谦虚谨慎通达事理而不拘泥,无论在官在隐都自然和顺,他的心明白如镜,遇到任何事都能立刻了然于心。他生性喜好著书立说,崇尚奇异超常的事物,爱惜自然风光,年龄越大,其爱越深。

历史评述

陶弘景的一生颇具传奇色彩,他推崇葛洪的著作,其经历也和葛洪有异曲同工之妙。《本草经集注》在中国医药学发展史上抒写了重要的篇章,诸多创新与发展是勤劳聪敏、博学广识的先贤在中医药学方面的重大贡献,也成了我们学习、借鉴和研究的珍贵资料。陶弘景具有科学的探索精神。在当时条件下,他能从实际出发,打破三品分类法,提出新的本草分类法,足以证明他在科学道路上实事求是的态度。他有着"一事不知,深以为耻"的探索精神,这也是他在科学上得以有所成就的动力。

杨　泉

医家简介

杨泉(生卒年不详),字德渊,别名杨子,西晋梁国(今河南商丘)人。魏晋时期哲学家,太康六年(285年),杨泉被征入晋。不久隐居著述,仿扬雄著《太玄经》十四卷,又著《物理论》十六卷。杨泉终生不与门阀士族阶级合作,隐居山林。由于

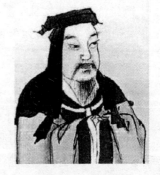

他常年隐居,不求闻达,所以史书上没有他的传记,关于他的生卒年代、家庭身世及生平事迹,已无从查考。在中国历史上,杨泉第一次提出医学人才应该具有"仁、智、廉"三条标准。

医德传承

夫医者,非仁爱不可托也;非聪明理达不可任也,非廉洁淳良不可信也。是以古之用医,必选名姓之后,其德能仁恕博爱,其智能宣畅曲解,能知天地神祇之次,能明性命吉凶之数,处虚实之分,定逆顺之节,原疾疹之轻重而量药剂之多少,贯微达幽,不失细微,如是乃谓良医。

(杨泉《物理论》)

【译文】

凡是医生若不是仁爱博厚的人是不可以托付的,不是聪明通达道理的人是不可以任用的,不是廉洁善良的人是不可以信任的。古代任用医生,要求道德高尚,能广泛同情体贴爱护患者;要求才智聪慧,能通达事物曲折复杂、变化莫测的深奥道理;能了解主宰自然界的奥妙规律;能明了人的凶吉祸福性命长短的气数,判明虚实症候,推断预后的好坏,根据疾病轻重权衡药物用量;透彻了解细微隐晦的情况,丝毫不马虎,这样才能成为良医。

夫清忠之士,乃千人之表,万人之英。得其人,则事易于反手;不得其人,则难于拔箸。

(杨泉《物理论》)

【译文】

那些清廉忠贞之人,是众人之表率,社会之精英,如果得到了这些人,那么事情就会非常容易做;如果得不到这些人,那么事情就会难以成功。

历史评述

杨泉一生著述颇丰,《物理论》是继承两汉扬雄、王充、张衡的唯物主义传统,讲宇宙发生论,推进了以道家传统自然科学为凭依的唯物主义气一元论。杨泉认为，宇宙空间充满"元气"，除浩大的"元气"以外，就别无他物了。他对医学人才提出的标准体现了中华医德思想在广大文人学者中深入人心，并已有系统的思想理论萌芽。此标准对当今的医务工作者开展行医、治病、救人的医疗活动仍有重要的指导意义，也体现了"医乃仁术"的本质，是医学科学技术与人文精神的结合。

姚僧垣

医家简介

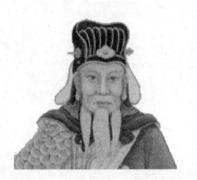

姚僧垣（499－583年），字法卫，吴兴武康（今浙江湖州）人，南北朝时期著名医家，历经南北朝及隋朝几个朝代，曾担任南朝梁宫廷的御医，一生治验不可胜记，声誉远闻。著有《集验方》十二卷、《行记》三卷行于世。

医史佳话

医术高妙

天和元年（566年），大将军、乐平公窦集突然感染风寒，精神错乱，没有知觉，为他看病的各位医生都断言已经不可救治。姚僧垣却说："难治是难治，最终应当不会死。如果把病人交给我治疗，我将为他治好病。"窦集的家人欣然从命，姚僧垣为窦集调制汤散，治好了他的病。

建德四年（575年），高祖亲自统帅军队向东讨伐北齐，到河阴时患病。不能说话，眼睑垂下盖住眼睛，又不能向上看；一脚抽缩，不能行走。姚僧垣认为五脏均病，不可同时治疗。带兵打仗最要紧的，莫过于语言，于是开方用药，皇帝得以开口说话；然后又治眼睛，眼疾消除；最后治脚，脚也痊愈。等到了华州，皇帝已恢复健康。宣政元年（578年），高祖出行到达云阳，竟然卧病在床,于是召姚僧垣赴云阳。内史柳昂私下问:"高祖饭食减少很长时间了,脉象怎么样?"姚僧垣回答:"高祖是天子,上承天意,或许不是我力所能及的。如果凡人百姓那样,无人不死。"不久高祖驾崩。

历史评述

姚僧垣医术高明,用药精当,注重因人因病而异,而且敢于直言,敢于讲真话,不因皇权而唯唯诺诺,但又与人为友,不因医技高明而傲视诸医。

第四章

传统医德思想的拓展——隋唐五代

隋唐时期是中国封建社会的鼎盛时期,医药文化绚丽纷呈,医药学思维活跃,内外交流频繁,出现空前昌盛的局面。在医学取得长足进步的同时,社会稳定、兴盛,思想文化繁荣,也促进了医德思想的发展。这一时期的医德思想继承前代内容的同时,更为充分地汲取了儒家的"仁"学,道教的养生观、功德说,佛教的慈悲、"因果报应"等观念,从而发展到新的历史高度。

在医德发展方面,突出的代表人物有巢元方、孙思邈、鉴真和王焘等。唐代名医孙思邈是医学史上有着重要贡献的人物。除医学贡献之外,他写的《大医习业》和《大医精诚》两篇文章专门论说医德,不仅是隋唐时期医德思想的代表作,也堪称整个中国传统医德思想史上医德的代表作。其中《大医精诚》被世界医学会奉为世界四大医德经典作品之一,在一定程度上代表了隋唐医德发展的最高水平。时至今日,"大医精诚"的观念依然有着广泛而深刻的影响,"精于医术,诚于医德"的"大医"仍被视为医家之典范。孙思邈首次比较全面地论说和规定了"仁爱"观,生命至重的价值论,救世济人的行医动机,"精诚"的医家道德,"普同一等""至亲之想"的医患伦理,"尊师重道"的医际规范,"一心赴救""端正淳良"的行医规范等医德的主体内容,同时还对医界的不良风气和医德方面存在的问题予以针砭,是很完整的论说医德思想的著作。

除此之外,唐代还继续发展了前代将医德与临床实践相结合的相关论说。在医患关系方面,《外台秘要》提出在医疗过程中医患共同负责的观念,这是继"六不治"之后对"病家之道"再次论及,是十分有特点的医德理论。值得注意的是,隋唐时期出现了人文性命观,注重生命的社会意义。《千金要方》中论说"妇人"生命时,注意其生育的社会功能,《千金翼方》中对"老年人"的身体、心理、性格等多方面进行介绍,倡导老年人正确养老,体现了对生命多方面、多层面的理解,拓展了医德思想的内容。

许智藏

医家简介

许智藏(537-617年),南北朝至隋间医生,高阳(今属山东)人,出身于医学世家,少通医术,隋文帝时曾为王族治病,诊断精确,颇受青睐,隋炀帝时辞官回家。

医史佳话

许智藏年轻时以通晓医术而得志,在陈朝做官,是散骑侍郎。陈朝灭亡后,隋文帝让他做了员外散骑侍郎,派他到扬州去。恰巧秦孝王杨俊有病,皇上派人驱马疾行召他。杨俊夜间梦见已故妃子崔氏哭着说:"本应迎接你,但听到许智藏将要来到。这个人如果到,势必被他害苦,怎么办呢?"第二天夜里,杨俊又梦见崔氏说:"我找到办法了,可以入心中躲避。"等到许智藏到来,给他诊脉说:"病已进入心中。很快就会发疯,不能医救。"果然如他所说,杨俊几天后死去。皇上惊奇他医术奇妙,送给他布帛百段。炀帝即位后,许智藏辞官在家,皇帝每次有病,就令使者到他府中询问请教,或者用车驾迎进宫中,许智藏开药方呈奏,用后无不收到良效。

医德传承

为人子者,尝膳视药,不知方术,岂谓孝乎?

（李延寿等《北史·艺术传下·许智藏》）

【译文】

作为子女,在父母进食前应先品尝饭菜,在父母喝药前应先查看汤药以示孝心,如果不知道医药的方法技巧,怎么能说尽孝道呢?

> **历史评述**

孝道是中华民族最基本的传统道德行为准则之一,几千年来,人们把忠孝视为天性,许氏一门多出名医,其行医目的都是为了尽孝道,为了能亲自为父母品尝汤药,而去了解方剂药物,进而不断学习,精通医药文化,悬壶济世,治病救人。以孝道作为行医准则,以悲天悯人的胸怀治愈患者病痛,是医者高尚道德的体现,在当前医患关系紧张的大背景下,弘扬中华民族传统文化,对改善医患关系、营造医患和睦的良好社会氛围具有重要的现实意义。

巢元方

> **医家简介**

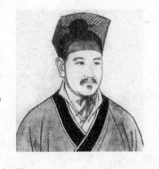

巢元方(550－630年),隋代医家。大业(605－616年)中任太医博士、太医令。大业六年(610年),奉诏主持编撰《诸病源候论》五十卷,这是中国第一部专论疾病病因和征候的巨著。巢元方因其殚精竭虑主持编纂整理的《诸病源候论》而永垂史册。

> **医德传承**

然死生大事也,如知可生,而不救之,非仁者也。唯仁者心不已,必冒犯怒而治之。

（巢元方《诸病源候论》）

【译文】

然而对于生死大事,如果明知可以救治,而不救治,就不符合人道。仁慈的人即使冒犯病人也会去救治。

历史评述

巢元方奉诏编撰的《诸病源候论》是我国医学史上第一部系统总结疾病病因、病理、征候的专著,并对隋以后两代医学的发展产生了巨大影响,对祖国医学的发展有着突出贡献,为历代医家所推重。巢元方在没有任何可以借助的检测仪器的条件下,通过大量精细入微的临床观察和天才猜测,对于各种寄生虫病大都作出了比较切合实际的论述,以至千余年后我们在了解《诸病源候论》这部分有关内容时,仍能深刻感受到巢元方严谨的科学态度和不灭的理性光辉。他提出不少具有科学性的卫生预防方法,反映了高度的社会责任感,面对朝野上下的服石之风,虽然知道提醒和治愈服石之人可能招来杀身之祸,但仍以救人疾苦为己任,以悲天悯人的胸怀,不计个人安危治疗病人,体现了仁爱救人的医德风尚。

孙思邈

医家简介

孙思邈(581—682年),京兆华原(现陕西铜川市耀州区)人,唐代医药学家,自幼多病,立志于学习经史百家著作,尤其热衷于医学知识。孙思邈在医学上的成就是多方面的。在伤寒学方面,他将《伤寒论》内容较完整地收集在《千金要方》中。《千金要方》被誉为中国最早的临床百科全书,经典的医德文章《大医精诚》便出自于《千金要方》第一卷。鉴于孙思邈对医药的巨大贡献,后人尊他为药王。

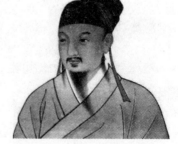

医史佳话

德高望重

孙思邈自幼聪颖好学,通晓诸子百家之说,尤其喜欢道家和佛家的经典,被人称为"圣童",但他认为走仕途、做高官太过世故,不能随意,就多次辞谢了朝廷的封赐。他看到很多人因得不到及时救治而死去,于是立志学医,扶危济急,救助百姓。他在太白山潜心修道,精研医术,在深山老林中了解到许多中草药的特性,搜集了许多药方,撰写了《千金方》行传于世。隋文帝让他做国子博士,他称病不做。唐太宗即位后,召他入京,见他七十多岁的人容貌气色、身形步态竟能如少年一般,十分感叹,便道:"所以说,有道之人真是值得尊敬呀!像羡门、广成子这样的神仙人物原来世上竟是有的,怎么会是虚言呢?"皇帝想授予他爵位,被他拒绝了;想请他做谏议大夫,他也没答应。孙思邈只愿修身养性,济助苍生,他隐于山林,亲自采制草药,为百姓治病不取分文,救助之人不计其数。孙思邈归隐的时候,高宗赐他良驹,还有已故的鄱阳公主的宅邸居住,就连当时的名士宋令文、孟诜、卢照邻等文学大家都十分尊敬他,以待师长的礼数来侍奉他。孙思邈一百零一岁无疾而终。

起死回生

孙思邈肩挎药包,翻山越岭到长安一带行医,行进途中,突然看到四个人抬着一口棺材往墓地走。他看见有些颜色鲜红的血液从棺材缝隙里滴出来,心中一动,赶忙追上去询问跟在棺材后面哭得很伤心的老妈妈。老妈妈告诉他说,她的女儿因为生孩子难产,死了大半天了。孙思邈听了这话,又仔细察看了棺材缝里流出的血水。他断定这个产妇是由于难产窒息而假死,忙叫开棺抢救。老妈妈一听,半信半疑地让人把棺材盖打开。孙思邈连忙上前察看,只见那妇女脸色蜡黄,嘴唇苍白,没有一丝血色。孙思邈仔细摸脉,发觉脉搏还在微弱地跳动,就赶紧选好穴位,扎下一根金针,又把身边带的药拿出来,向附近人家要了点热开水,给产妇灌下去,不久,产妇苏醒过来,并生下了一个胖娃娃。大家见孙思邈把行将入土的人都救活了,而且是一针救活了两条人命,都赞颂他是"起死回生的神医"。

葱管排尿

孙思邈是导尿术的发明者。据记载:有一个病人得了尿潴留病,撒不出尿来。看到病人憋得难受的样子,孙思邈想:"吃药来不及了。如果想办法用根管子插进尿道,尿或许会流出来。"看见邻居的孩子拿一根葱管在吹着玩儿,葱管尖尖的,又细又软,孙思邈决定用葱管试一试,于是他挑选出一根适宜的葱管,在火上轻轻烧了烧,切去尖的一头,然后小心翼翼地插进病人的尿道里,再用力一吹,不一会儿尿果然顺着葱管流了出来。病人的小肚子慢慢瘪了下去,病也就好了。

医德传承

大医精诚

世有愚者,读方三年,便谓天下无病可治;及治病三年,乃知天下无方可用。故学者必须博极医源,精勤不倦,不得道听途说,而言医道已了,深自误哉。

凡大医治病,必当安神定志,无欲无求,先发大慈恻隐之心,誓愿普救含灵之苦。若有疾厄来求救者,不得问其贵贱贫富,长幼妍蚩,怨亲善友,华夷愚智,普同一等,皆如至亲之想。亦不得瞻前顾后,自虑吉凶,护惜身命。见彼苦恼,若己有之,深心凄怆。勿避险巇、昼夜、寒暑、饥渴、疲劳,一心赴救,无作功夫形迹之心。如此可为苍生大医,反此则是含灵巨贼。自古名贤治病,多用生命以济危急,虽曰贱畜贵人,至于爱命,人畜一也。损彼益己,物情同患,况于人乎?夫杀生求生,去生更远。吾今此方,所以不用生命为药者,良由此也。其虻虫、水蛭之属,市有先死者,则市而用之,不在此例。只如鸡卵一物,以其混沌未分,必有大段要急之处,不得已隐忍而用之。能不用者,斯为大哲,亦所不及也。其有患疮痍、下痢,臭秽不可瞻视,人所恶见者,但发惭愧、凄怜、忧恤之意,不得起一念蒂芥之心,是吾之志也。

夫大医之体,欲得澄神内视,望之俨然;宽裕汪汪,不皎不昧。省病诊疾,至意深心。详察形候,纤毫勿失。处判针药,无得参差。虽曰病宜速救,要须临事不惑。唯当审谛覃思,不得于性命之上,率尔自逞俊快,邀射名誉,甚不仁矣。又到病家,纵绮罗满目,勿左右顾眄,丝竹凑耳,无得似有所娱。珍羞迭荐,食如无味;醽醁兼陈,看有若无。所以尔者,夫一人向隅,满堂不乐,而况病人苦楚,不离斯须,而医者安然欢娱,傲然自得,兹乃人神之所共耻,至人之所不为,斯盖医之本意也。

夫为医之法,不得多语调笑,谈谑喧哗,道说是非,议论人物,炫耀声名,訾毁诸医,自矜己德。偶然治瘥一病,则昂头戴面,而有自许之貌,谓天下无双。此医人之膏肓也。

老君曰:人行阳德,人自报之;人行阴德,鬼神报之。人行阳恶,人自报之;人行阴恶,鬼神害之。寻此二途,阴阳报施,岂诬也哉。

所以医人不得恃己所长,专心经略财物,但作救苦之心,于冥运道中,自感多福者耳。又不得以彼富贵,处以珍贵之药,令彼难求,自炫功能,谅非忠恕之道。志存救济,故亦曲碎论之,学者不可耻言之鄙俚也。

（孙思邈《千金要方·大医精诚》）

【译文】

世上有些愚蠢的人,读了三年医方书,就夸口说天下没有什么病值得治疗;等到治了三年病,才知道天下没有现成的方子可以用。所以学医的人一定要广泛深入地探究医学原理,专心勤奋不懈怠,不能道听途说,一知半解,就说已经明白了医学原理。如果那样,就大大害了自己呀!

凡是品德医术俱优的医生治病,一定要安定神志,无欲念,无希求,首先表现出慈悲同情之心,决心拯救人类的痛苦。如果有患病苦来求医生救治的,不管他是贵贱贫富,老幼美丑,是仇人还是亲近的人,是交往密切的还是一般的朋友,是汉族还是少数民族,是愚笨的人还是聪明的人,一律同样看待,都存有对待最亲近的人一样的想法,也不能瞻前顾后,考虑自身的利弊得失,爱惜自己的身家性命。看到病人的烦恼,就像自己的烦恼一样,内心悲痛,不避忌艰险、昼夜、寒暑、饥渴、疲劳,全心全意地去救护病人,不能产生推托和摆架子的想法,这样才能称作百姓的好医生。与此相反的话，就是人民的大害。自古以来，有名的医生治病，多数都用活物来救治危急的病人，虽然说人们认为牲畜是低贱的，而认为人是高贵的，但说到爱惜生命，人和牲畜都是一样的。损害别个有利自己，是生物之情共同憎恶的，何况是人呢！杀害牲畜的生命求来得保全人的生命，那么，离"生"的道义就更远了。我这些方子不用活物做药的原因，确实就在这里！其中虻虫、水蛭这一类药，市上有已经死了的，就买来用它，不在此例。只是像鸡蛋这样的东西，因为它还处在成形前的状态，一旦遇到紧急情况，不得已而忍痛用它。能不用活物的人，才是见识超越寻常的人，也是我比不上的。如果有病人患疮疡、泻痢，污臭不堪入目，别人都不愿看的，医生只能表现出从内心感到难过的同情、怜悯、关心的心情，不能产生一点不快的念头，这就是我的志向。

一个德艺兼优的医生的风度，应能使思想纯净，知我内省，目不旁视，看上去很庄重的样子，气度宽宏，堂堂正正，不卑不亢。诊察疾病，专心致志，详细了解病状脉候，一丝一毫不得有误。处方用针，不能有差错。虽然说对疾病应当迅速救治，但更为重要的是临证不惑乱，并应当周详仔细，深入思考，不能在人命关天的大事上，轻率炫耀自己才能出众，动作快捷，猎取名誉，这样做就太不仁德了！还有到了病人家里，纵使满目都是华丽的铺设，也不要左顾右盼，东张西望；琴瑟箫管之声充斥耳边，不能为之分心而有所喜乐；美味佳肴，轮流进献，吃起来也像没有味道一样；各种美酒一并陈设出来，看了就像没看见一样。之所以这样做，因为只要有一个人悲痛，满屋子的人都会不快乐，更何况病人的痛苦，一刻也没有离身。如果医生安心无虑地高兴娱乐，傲慢地洋洋自得，这是人神都认为可耻的行为，道德高尚的人所不做的事，这些大概就是医生的基本品德吧。

做医生的准则，应该是慎于言辞，不能随意跟别人开玩笑，不大声喧哗，谈说别人的短处，炫耀自己的名声，诽谤攻击其他医生，借以夸耀自己的功德。偶然治好了一个病人，就昂头仰面，而有自我赞许的样子，认为自己天下无双，这些都是医生不可救药的坏毛病。

老子说：一个人公开地有德于人，人们自然会报答他；一个人暗中有德于人，鬼神会报答他。一个人公开作恶于人，人们自然会报复他；一个人暗中作恶于人，鬼神会来害他。探求这两个方面的行为，阳施有阳报，阴施有阴报，难道是骗人的吗？

所以医生不能依仗自己的专长一心谋取财物，只要存有救济别人痛苦的想法,(积下阴德)到阴曹地府之中,自会感到是多福的人了。还有,不能因为别人有钱有地位,就任意给他开珍贵的药物,让他难以找到,来炫耀自己的技能,这不符合儒家的忠恕之道。我志在救护帮助世人,所以琐碎地谈论了这些。学医的人不能因为我说得粗俗而感到耻辱。

历史评述

孙思邈是中国历史上最伟大的医学家之一,他不但医术高明,而且医德高尚,把"医为仁术"的精神具体化,把医德规范放在从医的首位,投身于"普救众生"的医学实践,毕生精勤不倦,孜孜以求医德、医技的最高境界,最终成为一代"药王"。

孙思邈全面继承和系统总结了唐代以前优良的医德传统,写成了《大医精诚》《大医习业》文章,是我国第一位比较系统、完整地论述祖国医学和进行医德教育的医学家,他系统的哲学思想和医学伦理道德观念使其成为我国医德规范的开拓者,对于推动中国医德医风建设有着重要作用,其医德观具有划时代意义。

其一,孙思邈极端重视人的生命健康,把挽救病人的生命作为医者的最高职责。孙思邈说:"人命至重,有贵千金,一方济之,德逾于此",又说"夫二仪之内,阴阳之中,唯人最贵",还说"凡大医治病……先发大慈恻隐之心,誓愿普救含灵之苦"。说明医者要把人的生命看得高于一切,必须具有高度的仁爱之心,

其二,医者必须具有"志存救济""一心赴救"的崇高思想境界。孙思邈以"志存救济"为一生的追求目标,"上以疗君亲之疾,下以救贫贱之厄"。这种崇高思想正是孙思邈成为大医的根本动力。他说:"凡大医治病……勿避崄巇、昼夜、寒暑、饥渴、疲劳,一心赴救,无作功夫形迹之心。如此可为苍生大医,反此则是含灵巨贼。"指出一切必须为救治病人着想,不论有多大的困难和危险,都不得有丝毫疑虑,必要时,不惜牺牲个人利益以至生命,这样才是普救天下众生之大医,否则则是戕害生灵之巨贼。

其三,医者还必须具有"普同一等"的伦理道德思想。孙思邈说:"若有疾厄来求救者,不得问其贵贱贫富,长幼妍蚩,怨亲善友,华夷愚智,普同一等,皆如至亲之想。"要求医者在治病过程中,不得以贫富贵贱、男女老幼、容貌美丑、亲朋怨友、聪明愚笨、民族国籍的不同而区别对待,要求医者对于任何急于求治者,应该像对待自己的亲人一样。

其四,医者对待患者必须态度端庄并具有高度的同情心,对待同道要谦虚谨慎。对待患者,孙思邈指出,"其有患疮痍、下痢,臭秽不可瞻视,人所恶见者,但发惭愧、凄怜、忧恤之意,不得起一念蒂芥之心","不得多语调笑,谈谑喧哗","夫一人向隅,满堂不乐,而况病人苦楚,不离斯须,而医者安然欢娱,傲然自得,兹乃人神之所共耻,至人之所不为"。对待同道,则不得"道说是非,议论人物,炫耀声名,訾毁诸医,自矜己德。偶然治瘥一病,则昂头戴面,而有自许之貌,谓天下无双。此医人之膏肓也"。这种爱护病人、尊重同道的精神,堪为后世医者所效法。

其五,医者必须"博极医源,精勤不倦",以"至精至微"之精神开展医务工作。作为身负济世救人重任的医者,必须要有精湛的医疗技术,使自己具有坚实的医学基础和较高的医学素养。孙思邈说"凡欲为大医,必须谙《素问》《甲乙》《黄帝针经》《明堂流注》……",必须"涉猎群书","博极医源,精勤不倦,不得道听途说,而言医道已了。"否则"如无目夜游,动致颠殒",孙氏告诫天下医者,务须刻苦学习,精研医理,勤求古训,博采众长,努力探求至精至微之医理,掌握至纯至熟之医术。将高超的医术和高尚的医德统一起来,才能达到治病救人的目的。

其六,医者必须恪守"淡泊明志"的道德思想,不得追逐名利。作为一名正直不阿、清廉高洁的医学家,孙思邈很厌恶那种沽名钓誉、图财谋利的医者。他说医者治病"必当安神定志,无欲无求","不得持己所长,专心经略财物"。"又到病家,纵绮罗满目,勿左右顾眄,丝竹凑耳,无得似有所娱。珍羞迭荐,食如无味;醽醁兼陈,看有若无。"孙思邈博学多才,医道高明,隋文帝、唐太宗、唐高宗曾三次征召,请他入朝做官,他都坚辞不受,表现了他正直高洁的品德。孙氏多次批判和反对那种"随逐时情,意在财物,不本性命"和"但知爱富不知爱学……"的医生。这些都反映了他不谋钱财名利,不为权势所惑,唯以治病救人为己任的崇高思想。

孙思邈所倡导的医学道德思想具有丰富的内涵,其论述是完整的、全面的。在此之前,如《素问》《伤寒杂病论》中都有关于医学道德的论述,但这些论述是零散而不成体系的。孙思邈的医德思想为我国后世医学伦理学的发展奠定了基础。他同时把高尚的医德思想和精湛的医疗技术紧密结合起来,提出了医德和医术二者不可分割、不可偏废的统一观,这就使祖国医学伦理学从一开始就建立在可靠的基础上。孙思邈的医德思想具有较强的人民性,他的道德观念在很大程度上代表和反映了当时劳动人民对医者医德的要求和愿望,这是他的医德思想千百年来一直为人民所称颂的主要原因。

王　焘

医家简介

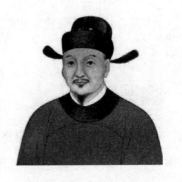

王焘(670－755 年),唐代著名医家,他博采众家之长,其著作《外台秘要》颇为后人称赞。他在《外台秘要》中引用以前的医家医籍达六十部之多,"上自神农,下及唐世,无不采摭"。

医史佳话

医学世宝

王焘出身官宦世家,其祖父王珪是唐初杰出的宰相之一,父亲李敬直是南平公主的驸马,王焘从小体弱多病,母亲南平公主身体也不好。王焘十分孝顺,衣不解带地照顾母亲,还阅读了大量医书,寻找灵方妙药,渐渐地对医学产生了兴趣。王焘曾经担任徐州司马和邺郡太守,但是他为了有机会阅读医学书籍而到了当时的皇家图书馆——弘文馆任职。自此,他便如饥似渴地在那里阅读晋、唐以来的医学书籍。他在那里度过了二十年时间,在系统阅读大量医书的同时,还认真作了详尽的摘录,夜以继日,年复一年,积累了大量的医学资料,其中仅古方就有五六十家之多。后来,他被贬职到房陵,遇赦后就近安置在大宁郡,当地气候炎热潮湿,百姓得了瘴气,十有六七难逃一死。他依照随身携带的验方施治,竟然把即将死去的人神奇地救了回来,由此,他便决心发愤编写医书。他不仅对《千金方》《肘后备急方》之类的著作仔细研究,还对没什么名气、流传也不广泛的著作加以收集,对民间单方、验方也不排斥。书中共收载六千九百多首方剂,每一首都注明出处和来源,给后人的研究带来了很大的便利。《新唐书》将《外台秘要》称作"世宝",历代不少医家认为"不观《外台》方,不读《千金》论,则医所见不广,用药不神",足见该书在医学界地位之高,其卓著的功绩是不言而喻的。王焘一生,为保存古医籍原貌和总结唐以前的医学成就作出了突出贡献,留下了千古美名。

医德传承

天下事久坏于庸人,而庸医均之,所谓庸者,皆不学无术之人也。其遇事也,初不晰其受病之源,并不审其对治之方,而或以姑息养痈,或以卤莽尝试……所谓庸臣误国,与庸医误人,其情同,其罪均,而其原皆本于不学。

（王焘《外台秘要·序》）

【译文】

天下的事,始终坏于平庸之人,而庸医就是这样的平庸之辈。所谓平庸者,都是不学无术之人,这些人遇到问题,不仅不分析患者疾病的根源是什么,对治疗之方也不审慎,要么养痈成患,要么鲁莽试治……庸臣误国与庸医误人,其道理是相同的,其危害是一样的,而其根源均在于不学无术。

　　王焘出身于儒宦世家,因此,与其他医家相比,他的医学思想中有着比较正统的儒家思想。王焘重视学术的实用价值,认为作为治病救人的医学,最能体现“仁者爱人”的思想。因受儒家重现实、重人文传统思想的影响,王焘对生命与疾病的理解更加偏向于客观现实,而较少有成仙的幻想与鬼神的阴影。王焘的治学方法不拘前人,大胆创新,他的《外台秘要》一书具有极为重要的文献学价值。

鉴　真

医家简介

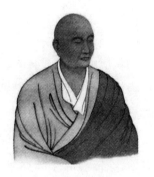

　　鉴真(688－763 年),唐朝僧人,俗姓淳于,扬州江阳(今江苏扬州)人,是日本佛教南山律宗的开山祖师,同时也是一位著名的医学家。在医药学方面,博达多能,品鉴极精,曾主持大云寺的悲田院,为人治病时亲自为病者煎调药物,医道甚高。

医史佳话

日本神农

　　鉴真通晓医学,精通本草,他把我国中药鉴别、炮制、配方、收藏、应用等技术带到日本,并传授医学,热忱为患者治病。唐至德元年(756 年,日本天平胜宝八年),鉴真及其弟子法荣治愈圣武天皇的病,当时鉴真已双目失明,但他以口尝、鼻嗅、手摸来鉴别药物真伪,辨之无误,因此他在日本医药界享有崇高的威望,人们称之为汉方医药始祖,日本之神农。日本医史学家富士川游在《日本医学史》中指出:"日本古代名医虽多,得祀像者,仅鉴真与田代三喜二人而已。"

鉴真于763年圆寂,葬于日本下野药师寺,立塔立方形,正面题"鉴真大和尚"五字。《日本国见在书目录》中,著录有"鉴上人秘方一卷",又作《鉴真秘方》,其书久佚,佚文可在《医心方》中考见。

医德传承

是为法事也,何惜身命! 诸人不去,我即去耳!

([日]真人元开,(明)李言恭、郝赤著《唐大和上东征传》)

【译文】

这是为了弘扬法事,即使牺牲生命又有何可惜! 大家不去,我即刻就去!

历史评述

鉴真是我国古代佛医德的杰出代表,佛医在我国已有一千多年的历史,一些名僧医学知识渊博,并有传世不朽之作,丰富了中国医药学宝库。以鉴真为代表的佛医强调自渡渡人、普度众生,乐施行善,不求回报,慈悲为怀,广济天下苍生。

鉴真几次赴日东渡传播文化,每次都随船备有大量药材。鉴真到达日本后,除传授佛经创立律宗,仿造唐代长安等地寺院建造唐招提寺外,还在日本东大寺、药师寺、观音寺设悲田院,施药问诊,救治贫病。对乐于学习中医中药的日本人,认真教授,悉心指点,从药材的种植、管理、采集、加工、炮制到功效、配伍和辨别等,他都毫无保留地传授给他们。

纵观鉴真一生,除其佛教成就外,他还是一位学术高深、经验丰富、品德高尚的医药专家,他巧妙地将佛教普度众生、救苦救难的深奥教义和中医中药的精髓转化为具体的医药实践活动,这与当时中国的强盛、科技的发达、开放开明的有利形势是分不开的,充分体现了鉴真"是为法事也,何惜身命"的崇高思想境界和道德准则。

刘禹锡

医家简介

刘禹锡(772－842年),字梦得,洛阳人,唐代著名文学家、政治家及医学家,因担任过太子宾客,故称为刘宾客。刘禹锡自幼体弱多病,经常延医服药,对医药颇有研究,治病用药,讲求实效,不固守古法,终成良医。他提出"弭病于将然之先,而以攻治为后"的预防思想,治病善用单方、验方,并重视收集民间医药经验。他曾奉诏参加编撰本草和经方,著有《传信方》两卷,内容涉及临床各科,兼载急救内容,用药具有简、便、廉之特色。

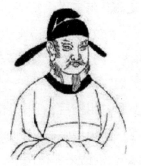

医史佳话

诗人医生

"生疾不必太忧心,三治七养谨而慎。"刘禹锡是唐代著名诗人,在文学方面有很高的成就,对医病疗疾之道也有深入研究。

818年,刘禹锡汇集个人用于各种疾病治疗的效验方剂,编成《传信方》两卷,刊行于世。《传信方》当时不仅在国内受到普遍重视,而且在国外广泛流传,如日本的《医心方》、朝鲜的《东医宝鉴》,都收录了《传信方》中许多行之有效的方剂。刘禹锡在《传信方》的《鉴药》一文中指出:"苟循往以御变,昧于节宣,奚独吾侪小人理身之弊而已。"意思是说如果因循守旧,不分清药物性能与病症是否相符合而乱投药,不仅会对人的机体健康不利,在其他方面也是行不通的。在治疗上,他主张博采众方,不断创新,针对具体病症灵活用药,还注重临床实践,深入群众,拜能者为师,大胆采用民间验方。例如《传信方》云:"予少年曾患癣,初在颈顶间,后延上左耳,遂成湿疮浸淫。用斑蝥、狗胆、桃根诸药,徒令蜇蠚,其疮转盛。偶于楚州,卖药人教用卢会一两研,炙甘草半两,研末,先以温浆水洗癣,拭净傅之,立干便瘥。真神奇也。"

刘禹锡还强调以"一物足了病者"之单方、验方治病,重视群众防治疾病的经验,《传信方》搜集方剂几十首,大多来源于民间验方,或者是经过亲身检验的常用良方。刘禹锡善于总结前人经验,把他们的良方"亦记其事"后,又亲自用于临床验证。

在刘禹锡的诗文中,有不少与医药学相关的篇章。《刘宾客文集》卷六有《鉴药》一文,写他"闲居,有负薪之忧,食精良弗知其旨。血气交沴,炀然焚如",求治于某医家。医生切脉观色后,出药一丸,告诉他中病即止,不可多服。用药后,刘禹锡自觉"腿能轻,痹能和,涉旬而疴养绝焉"。可他没有遵从医嘱停服药物,而是贪图疗效过量服用半旬,致使"厥毒果肆,岑岑周体"。忙请来那位医家,经用解毒和气的药物后才化险为夷。作者以自己的亲身经历说明用药必须剂量适中。若超过一定份量,便会适得其反,不但不能治好病,还会使病情恶化。从而告诫人们处理事情必须掌握分寸,适可而止,恰到好处。如果超过适当的分寸,事情就会发生变化,好事可能也会变成坏事。

在全唐诗中,还收录了刘禹锡的一首《赠眼医婆罗门僧》诗:"三秋伤望远,终日泣途穷。两目今先暗,中年似老翁。看朱渐成碧,羞日不禁风。师有金篦术,如何为发蒙?"刘禹锡用此诗赠来自印度的眼科医僧,可见当时中外医学交流情况。

刘禹锡有一篇千古吟诵的名篇《陋室铭》,抒发了他"斯是陋室,唯吾德馨"的高风亮节和虽清贫却不坠青云之志的品格,心理学家将之推荐为淡泊明志、平衡心理的良药,难怪在那个年代刘禹锡能活到七十一岁高龄了。

医德传承

常思世人居平不读一方,病则委千金于庸夫之手,至于甚殆,而曰不幸。岂真不幸邪?甚者,或乘少壮之气,笑人言医,以为非急。昌言曰:"饴口饱腹,药其如我何!"所承之气,有时而既,于祷神佞佛,遂甘心焉。

(刘禹锡《刘禹锡集·答道州薛郎中论方书书》)

【译文】

我常想一般人平时不学一个药方,病了就把生命交给庸医治疗,给其众多银两,到病危时却说不幸,那才是真的不幸啊!尤其是一些人仗着自己年轻力壮,讥笑别人谈医,认为不是当务之急,夸口说:"只要吃好吃饱,药对我有什么用!"等到凭借的少壮之气衰竭的时候,于是求神拜佛,就甘心了。

历史评述

刘禹锡研习医学,提出疾病防治的重要性,经过不断总结、提高,成为我国医学宝库的重要理论,对今天的医疗工作仍有借鉴意义。"过当则伤和"的治病原则蕴含着朴素的辩证法思想,他总结的中药炮制方法和炮制原则一直沿用至今,是我国医学宝库中的重要组成部分。他的医学思想与科学自然观相辅相成,为"惟变所适"的历史进步观提供了可鉴之源。

宋　清

医家简介

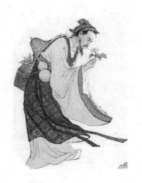

宋清(生卒年不详),唐朝人,以贩卖药材为生,唐朝大文学家柳宗元写有《宋清传》,赞扬宋清的经营思想和处世人格,借以批评世上的势利之交,同时详细记录了宋清的经营史实,不仅具有极其珍贵的药业史价值,而且有深刻、现实的教育意义。

医史佳话

宋清卖药

宋清,是长安西边药场的人,储存有好的药材。有从深山大泽采药来的人，一定会把药材送到宋清这里，宋清总是好好招待他们。那些生了病、长了疮的人们，都乐于向宋清求药，希望病好得快些，宋清总是高高兴兴地答应他们的要求。即使有些没带钱的人来，宋清也都给他好的药材。债券、欠条堆积得像山一样高，宋清不曾跑去向他们收账。或者有些他不认识的人，从远方来，拿债券赊欠，宋清并不拒绝他们。到了年终的时候，宋清估计（大概对方）不能还债了，往往就把债券、欠条烧掉，不再提及这些事。药场上的人因为宋清的奇特（举止），都笑他说："宋清，真是个大白痴啊！"也有人说："宋清大概是个讲道义的人吧！"宋清听了后说："我宋清只是个赚些钱来养活妻小的人罢了，并不是个讲道义的人；然而说我是个大白痴的人也错了。"

宋清聚集药材四十年，所烧掉的债券百人中有十人，有的人做了大官，有的人接连管理几个州，他们的俸禄丰厚，要送礼给宋清的人一户接着一户。宋清虽然不能立刻得到他们的回报，并且赊死账的有千百人，但是并不妨碍他成为富有的人。宋清获取利益的眼光长远，所以能成就大的利益，哪像那些小商人呢？一旦要不到债，就勃然变色，第二次就相互谩骂而成为仇人。那些人赚钱，不是很小气吗？依我看来，真正的白痴，大有人在啊！宋清实在是凭借这样获得大利，又不胡作非为，坚持这种作风不停止，最后成为富人。来向他求药的人愈来愈多，他应人之求也就愈来愈广。有些沉沦颓废的人，亲戚朋友冷漠地对待他们，宋清不会因为这样就怠慢地对待对方，也像平常那样给他们好的药材。这些人一旦再度掌权，就会更加优厚地报答宋清。宋清赚钱取利看得长远，大都像这个样子。

我观察现今人与人之间的交往，大都依附得势的人、抛弃贫寒的人，很少有人能像宋清这样子做了。世俗之言，只是说"用做买卖的方法来交往"。唉！宋清是个商人，现今人与人交往，有人能像宋清那样希望得到长远的回报吗？假使能有，那么天下穷困潦倒、废黜受辱的人得免于死亡的就多了。柳先生说："宋清身在集市却不做市侩的行为，然而那些身居朝廷、官府，待在乡里、学校，以士大夫自我标榜的人，反而争先恐后地做着市侩的行为，真是悲哀啊！"

（译自柳宗元《宋清传》）

历史评述

柳宗元高度赞扬宋清的经营思想。概括起来说，宋清的经营思想包含四个方面内容。

一是宋清始终自觉坚持"居善药"，即经营中坚持药品质量第一。不管是现钱交易，或是用欠据求药，都给予善药。经营的药品质量优良，不是宋清自吹，而是用户、消费者认可后的代为宣传。保证药品质量优良的重要措施，是肯出高价收购优质的药材原料，因而宋清能稳定一批优质药材的供货人。

二是宋清对用户与消费者，不分贫富贵贱、现钱赊账，均一视同仁，给予好药。这在等级森严、贫富差别悬殊、人们期盼平等的古代社会，是极得人心之举。

三是宋清开药铺为赚钱养家糊口，又自觉承担起救助贫病的社会责任。宋清是商人，当然希望欠款能按时回笼。但到年底估计还无力偿付的，就将欠据烧毁不再保存。救助是何等真诚、大度！宋清慷慨的医药救助，满足了社会平民最迫切的要求，赢得了民意。

四是宋清不仅获利的眼光看得远，而且重口碑，靠不断扩大市场、薄利多销积累利润。从《宋清传》中可以看出，宋清不仅占有了长安批发、零售市场的可观份额，还占有了附近州县的一定份额。而长安是唐朝京城，国家的政治、经济、文化中心，盛时人口有 100 万。附近州县也经济发达，人口较多，而且出产数十种药材。因而宋清有十分广大的稳定市场，保证有不断扩大的利润来源。

宋清的经营思想及其成功实践，无论在唐时或是在当代，都具典范意义。

宋清经营思想的核心内容，是医药经营者在为自己谋利的同时，自觉承担起社会责任，表现为坚持药品质量优良、一视同仁优质服务、让利于民与社会救助、在获得社会广泛赞誉的同时实现赢利最大化，体现了中国传统文化以人为本、和谐相处的核心价值。这种终生坚持的社会责任与经济效益的统一和最大化,于国于民于己有利,正是宋清成功的秘诀所在,也是古今有良知、有远见的商人、企业家追求的最高境界。当前一些药业存在的制假贩假、不正当竞争、虚高定价、一药多名抬高药价的做法,一些游医药贩打着祖传绝技、宫廷秘方的幌子欺骗患者,只图自己牟利,不顾社会责任,甚至不惜违反国家法律的做法,与作为药界楷模的宋清相差实在太远。

第五章

传统医德思想的成熟——宋朝

宋朝医德思想的内容进一步丰富,开始形成了古代医家的一个特殊群体——"儒医"。"儒医"们将儒家思想贯穿于行医实践中,促使医德思想体系日益完善,"医儒合一"的格局形成。诚如徐仪明教授在《性理与岐黄》中所指出的,"儒医格局产生与确立有两个重要标志。一是儒者习医之风越来越盛,发展到无儒不通医的地步;二是医者皆从儒者转来,医能述儒成为一种普遍现象"。儒医的出现,标志着儒家伦理开始通过实践主体自觉广泛地影响医德思想的方方面面,深刻影响医家的医德观、生命观、行医动机、价值观念等。理学的"格物致知""知医为孝"和"不为良相则为良医"的观念成为古代医家行医的主要推动力。在理学影响下,伴随医学的大兴,医德体系得以丰富和完善。

一方面,传统医德的活动内容更加丰富和规范化;另一方面,随着医学科学发展的需要,宋朝又确立了许多新的医德观念。新的医德观念在传统医德基础上有了新的发展和突破。

从内容上看,医德思想日益丰富。与以往相比较,宋朝的医德思想增加了很多内容。如论说"病家之道"的言论自"扁鹊六不治"之后再次出现,法医道德的言论出现,创新和求实的要求被作为重要的医德内容提了出来,同时开始注意公共卫生建设和生命质量的提高等。

从医德实践上看,不少医家以身作则,恪守儒者"救世济人"之志,践行儒家"仁爱"原则,追求自我实现,在医患关系中践行"成人成己"的原则,并将对道德的追求看成提高医术、研究医理与创新医学的动力,实现了医德与医术的相辅相成。

从医德思想的特征上看,由于"儒医"群体的出现,作为医家的儒者格外强调医德的重要性,出现了"无恒德者不可以为医"的观念,强调重义轻利的医德观,将医德理解为"成就万物"的"天德"的展现,并具体用儒家伦理道德观念解释医德。由此,随着理学的完善化,中国传统医德思想体系也日益完善。

此外,张杲的《医说》、寇宗奭的《医家八要》篇、林逋的《省心录·论医》、陈自明的《妇人大全良方》、南宋的《医工论》等著作,对医德规范均有具体和详细的论述,反映了这个时期我国医学的医德规范、医德教育和医德理论已日臻完善。

钱　乙

医家简介

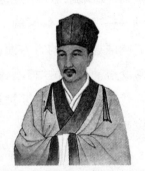

钱乙(约 1032—1113 年),字仲阳,宋代郓州(今山东东平县)人,宋代著名儿科医学家,中国医学史上第一个著名儿科专家。钱乙撰写的《小儿药证直诀》是中国现存的第一部儿科专著,第一次系统总结了对小儿的辨证施治法,使儿科自此发展成为独立的一门学科。后人视《小儿药证直诀》为儿科的经典著作,把钱乙尊称为"儿科之圣""幼科之鼻祖"。

医史佳话

黄土治病

钱乙做过一段时间的翰林医官。一天,宋神宗的皇太子突然生病,请了不少名医诊治,毫无起色,病情越来越重。皇帝见状十分着急。这时有人向皇帝推荐钱乙。于是钱乙被召进宫。皇帝见他身材瘦小,貌不出众,有些小看他,但既然召来,只好让他为太子诊病。钱乙从容不迫地诊视一番,要过纸笔,写了一帖"黄土汤"的药方。心存疑虑的宋神宗接过处方一看,见上面有一味药竟是黄土,不禁勃然大怒道:"你真放肆! 难道黄土也能入药吗?"钱乙胸有成竹地回答说:"据我判断,太子的病在肾,肾属北方之水,按中医五行原理,土能克水,所以此症当用黄土。"宋神宗见他说得头头是道,心中的疑虑已去几分,这时太子又开始抽搐,皇后一旁催促道:"钱乙在京城颇有名气,他的诊断很准确,皇上勿虑。"于是皇帝命人从灶中取下一块焙烧很久的黄土,用布包上放入药中一起煎汁。太子服下一帖后,抽搐便很快止住。用完两帖,病竟痊愈如初。这时,宋神宗才真正信服钱乙的医术,把他从翰林医官提升为太医丞。

六味地黄丸

　　六味地黄丸,此方源于宋代儿科专家钱乙所著《小儿药证直诀》,原名地黄丸,是为小儿生长迟缓、发育不良所设。而钱乙制作六味地黄丸的初衷原不过是用于治疗小儿的"五迟"之症,但是他没有想到,六味地黄丸会在以后的日子发扬光大,成为滋阴补肾、养生保健的千年良药,直到今天仍被广泛运用于临床。

　　1079 年,钱乙,这个"土郎中"的儿子,因为治好太子的病一下子进入太医的行列,有些人佩服他,但更多的人是嫉妒。他们私下议论:"钱乙治好太子的病,不过是巧合罢了!"有人说:"钱乙只会用土方,真正的医经怕懂得的不多。"一日,钱乙和弟子正在为患者治病,有位大夫带了一个钱乙开的儿科方子来讨教。他略带嘲讽地问:"钱太医,按张仲景《金匮要略》八味丸,有地黄、山药、山茱萸、茯苓、泽泻、丹皮、附子、肉桂。你这方子好像少开了两味药,大概是忘了吧?"钱乙笑了笑说:"没有忘。张仲景这个方子是给大人用的。小孩子阳气足,我认为可以减去肉桂、附子这两味益火的药,制成六味地黄丸,免得孩子吃了过于暴热而流鼻血,你看对吗?"这位大夫听了,连声道:"钱太医用药灵活,酌情变通,佩服佩服!"弟子赶紧把老师的话记下来,后来编入《小儿药证直诀》一书,这样钱乙创制的"六味地黄丸"就流传下来。

医德传承

乙为方博达,不名一家,所治种种皆通,非但小儿医也。于书无不窥,他人靳靳守古,独度越纵舍,卒与法合。

（刘跂《钱仲阳传》）

【译文】

钱乙治病的方法博通各家之长,不专崇某一师之教。治疗各种疾病都很精通,不仅仅是个小儿科医生,对于各种医书没有不看的,别的医生拘泥固执,死守古法,唯独他能超越前人,任意取舍,始终与治疗原则相吻合。

乙非独其医可称也,其笃行似儒,其奇节似侠,术盛行而身隐约,又类夫有道者。

（刘跂《钱仲阳传》）

【译文】

钱乙不只是医术可以称道,他身体力行,说到做到的品行如同儒士,他高风亮节如同侠客,他医术闻名于世,自身却隐居不愿做官,又类似那些有道之人。

历史评述

钱乙除医书外,史书杂说无所不读,天文地理、社会人事无所不晓,别人读书拘泥守古,而他能超越框框,融入己见,且大都与理法相合。他精通本草,多识物理,尊重事实,辨证论治,充分显示其博学多识的才能和甘为大众服务的情操。钱乙在数十年的临床治疗中,积累了丰富的经验,特别在儿科方面更有创新和收获。他一生旨在"幼者无横夭之苦,老者无哭子之悲",阐释了医道的博大与慈爱。《小儿药证直诀》是中国现存第一本以原本形式保存下来的儿科学专书,在世界医学史与中国医学史上具有重要地位,钱乙也因此书名留医史。

庞安时

医家简介

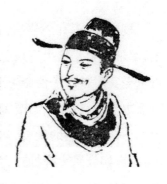

庞安时(约 1042－1099 年),字安常,蕲水(今湖北浠水县)人,自号蕲水道人,出身世医家庭,自幼聪明好学,读书过目不忘,医术精湛,能急病人之急,行医不谋私利,被誉为"北宋医王"。庞安时晚年参考诸家学说,结合亲身经验,著有《伤寒总病论》六卷。

医史佳话

杨井流芳

相传,有一年大旱,浠水城郭乡杨家铺一带瘟疫流行,可庞安时发现他开的方子在别处灵验,而在这里就不灵了。他到这里一看,才发现这里的村民吃水、用水不分开,都取自污秽不堪的塘堰,要解决问题必须立即打井。于是,他找到在当地行医的一个叫杨可的弟子,师徒二人一起上山寻找水源。两人走到一个山坡下,庞安时在一棵小树边停下来,见树旁的草丛茂密,高兴地说:"你看,这么干燥的天气,此处却不断涌出清水,这不是找到水源了吗?"杨可大喜,送走老师之后,按老师的策划设计,开始在此打井,同时请来石匠,将白石打成石井圆圈,一直从井底码砌到井口,共用了 72 个圆圈,砌成一眼深层泉水井,此井水质清冽。他再用此水煎药给病人服用,果然药到病除。当地村民取水食用后,男女老幼个个红光满面,疾病全无,齐赞庞安时师徒为他们做了件大好事。于是大家计议,请来一个石匠,在石碑上刻上"庞公井"三个大字,准备立在井边。庞安时听说这事后,立即赶来劝阻说:"井是你们杨家人开,供大家用,怎么把功劳记到我的账上呢?要是给它取个名,就叫它杨井。"如今,"杨井"已成为国家重点保护文物。

隔腹施针

桐城地方,有个孕妇,临盆七日不出,州县名医都被请来,各自使出绝招,都未将婴儿接生下来。最后请来庞安时,病者家属伤心痛哭,泣不成声,祈求庞安时救母子性命。庞安时来到产妇床前,唤家人备好温水和面巾,再将面巾浸湿,敷在产妇腰腹上。产妇感到松快,腹肌微微抽动。庞安时再用手上下抚摸产妇的肚腹,然后取出针来朝着一处扎了一针,说也灵验,随针一扎,产妇肚肌一阵抽搐,生出了一个胖胖的婴儿。乡亲们见了,无不惊喜诧异,都称赞庞先生医术高明,是扁鹊再世、华佗重生,产妇家人更是欣喜若狂。

庞医生将着髯髯银须,微笑着对人们说:"我刚才抚摸产妇的腰腹,就知道胎儿已出胞了,只是一只手抓住母亲的肠子,致使不能出母体。我对准婴儿的虎口处扎了一针,婴儿疼痛,松开了手,因此就降生了。"人们都抢着看婴儿的虎口处,果有针痕。

医德传承

为人治病,率十愈八九。踵门求诊者,为辟邸舍居之,亲视馈粥药物,必愈而后遣;其不可为者,必实告之,不复为治。活人无数。病家持金帛来谢,不尽取也。

(脱脱等《宋史·庞安时》)

【译文】

庞安时为人治病,大都十有八九痊愈。登门求医的病人,庞安时为他们腾出房间居住,并且亲自察看患者的饭食药物,一定要等病人痊愈后才让他们回家。那些无法救治的病人,一定如实告诉他们病情,不再为他们治疗。治好了无数的病人,患者持金帛前来感谢,他并不都收下。

然人疾诣门,不问贫富,为便房曲斋,调护寒暑所宜,珍膳美蔬,时节其饥饱之度。爱老而慈幼,不以人之疾尝试其方,如疾痛在己也。盖其轻财如粪土,耐事如慈母而有常,似秦汉间任侠而不害人,似战国四公子而不争利。

（黄庭坚《庞先生伤寒论序》）

【译文】

只要碰见有人因疾病来拜访,不问其贫富,先根据气候状况从厨房端出上好的、适合本季节的菜肴,解决病人的饥饿,尊老爱幼,不拿他人之病乱试药方,就好像病在己身一样。他视钱财如粪土,如慈母一般给予病人精心照料,像秦汉时的侠客却不害人,像战国时的四公子却不争夺利益。

历史评述

中国传统社会,医道不分家,医学不仅讲求医技,而且讲求医道,庞安时的论著对后世医家的诊疗产生了重要影响。值得一提的是,庞安时高尚的医德被百姓传颂,对当代医德教育有着重要启示。"行医不谋私利","视病人如亲友",他认为医生的天职是为病人服务,不以财富多寡来划分病人,平等对待病患,对贫困患者不仅不收取诊疗费用,还给予良好的救治和照料,对有钱的病人也会坚持以少量的、廉价的药物达到治疗目的,这对我国当代医德医风建设都有着借鉴意义。

董 汲

医家简介

董汲(生卒年不详),字及之,北宋东平(今山东东平县)人,幼年多病,长而习医。治病多效,医名卓著,擅长儿科,精治痘疹,与钱乙齐名。编写《小儿斑疹备急方论》一卷,《脚气治法总要》两卷,此外还撰有《旅舍备要方》一卷。

医史佳话

董汲视病人的疾苦如同加诸己身,频繁往来于病人家,不怕严寒酷暑。对贫穷患者多方周济。崇宁、大观间(1102－1110年),旅居京师开封,以医术闻名于当时。由于小儿脏腑嫩弱,其斑疹症候与伤风相类;他们又讲不清痛痒只知啼哭,要是医生不够慎重细致,就会诊断错误,反其道而治疗,往往造成夭折。于是他采集有效秘方,详细讲明症候,编写成《小儿斑疹备急方论》一卷。元祐八年(1093年),钱乙为它作序,此书为痘科专书鼻祖。

医德传承

凡人之疾苦,如己有之,其往来病者之家。虽祁寒大暑,未尝少惮。至于贫者或昏夜,自惠薪粲以周其乏者多矣。

(《小儿斑疹备急方论·序》)

【译文】

把病人的疾病痛苦当作自己的痛苦,他往来于病人的家中,即使严寒酷暑也不辞辛劳,遇到贫困者,有时还自己出钱资助救济,被他救济的人很多。

历史评述

董汲先把自己置于患者的角度,感受和分担患者的痛苦,拉近了医患之间的距离,方便了解病情和诊治患者。对于贫困疾苦的患者,董汲更是尽其所能地给予帮助,解决患者疾病负担及家属的经济压力,这与当今部分医务人员开大处方、实施过度医疗形成了鲜明的对比。在具体的医治过程中,董汲细致慎重,详细观察病患体征,不盲目开方,避免了诊断失误的发生,对多种病症在理论上颇有阐发,而且能融会经方,创制新方,故其理论及制方在宋代医方中占有重要地位。

宋　慈

医家简介

宋慈(1186－1249 年)，字惠父，建阳(今属福建南平)人，南宋著名法医学家，中外法医界普遍认为宋慈于 1235 年开创了"法医鉴定学"，因此宋慈被尊为世界法医学鼻祖。著有《洗冤集录》，此书是宋慈一生经验、思想的结晶，不仅是中国，也

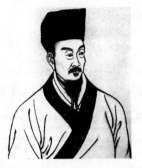

是世界第一部法医学专著，比意大利人佛图纳图·菲得利写成于 1602 年的同类著作要早 350 多年。

医史佳话

求实求真

作为朱熹的同乡和后学，宋慈受过理学的系统教育和长期熏陶。然而宋慈在法医学理论和实践方面所表现出来的却是唯物主义倾向。在其传世名著中非但没有空洞的理学唯心主义说教，而且大力提倡求实求真精神。《洗冤集录》的序言中就提出写作此书的动机与目的："狱事莫重于大辟，大辟莫重于初情，初情莫重于检验。盖死生出入之权舆，幽枉屈伸之机括。于是乎决法中。"又说："狱情之失，多起于发端之著，定验之误。"宋慈辑撰此书，是为了"洗冤泽物""起死回生"。当时州县官府往往把人命关天的刑狱之事委之于没有实际经验的新入选的官员或武人，这些人易于受到欺蒙；加之有的人怕苦畏脏，又不对案情进行实地检验，或虽到案发地点，但"遥望而弗亲，掩鼻而不屑"，因而难免判断失误，以至黑白颠倒，是非混淆，冤狱丛生。身为刑狱之官，宋慈对这种现象深恶痛绝，强烈反对。他在听讼理刑过程中，以民命为重，实事求是。他认为，对待检验绝不能敷衍了事，走走过

场,而必须认真负责,"务要从实",一定要查出案件发生的真实情况,"贵在审之无失"。而要做到这一点,宋氏认为当检官员必须"亲临视"。无论案发于何处,也要"躬亲诣尸首地头","免致出脱重伤处"。否则,应以失职罪杖处之。即使案发于暑月,尸味难闻,臭不可近,当检官员也"须在专一,不可避臭恶"。

宋慈的求实求真精神还表现在对尸体的具体检验方面。检验尸体在一定程度上难于为活人诊病。不仅要有良好的思想品德,而且必须具备深厚的医药学基础,把握科学知识和方法。宋慈出身儒者,本无医药学及其他相关科学知识,为弥补不足,他一方面刻苦研读医药著作,把有关生理、病理、药理、毒理知识及诊察方法运用于检验死伤的实际;另一方面认真总结前人经验,以防止"狱情之失"和"定验之误"。在多年的检验实践中,力求检验方法的多样性和科学性,仅从流传至今的《洗冤集录》一书来看,其检验方法之多样、全面,精确度之高,都是前无古人的。

医德传承

慈四叨臬寄(执法官),他无寸长,独于狱案,审之又审,不敢萌一毫慢易心。

(宋慈《洗冤集录》)

【译文】

我四次被任命为掌管刑狱的最高法官,没有别的长处,唯独对于案情的审理,始终持审慎再三的态度,不敢有丝毫疏忽大意。

狱事莫重于大辟,大辟莫重于初情,初情莫重于检验。盖死生出入之权舆,幽枉曲伸之机括,于是乎决法中。

(宋慈《洗冤集录》)

【译文】

狱中的事没有比被判处死刑更为严重的了,判死刑的根据最重要的在于初审,而初审最重要的就是验尸,这是决定生死存亡的第一关口,是伸张正义还是枉曲冤错的关键所在,也是法律判决的依据。

历史评述

宋慈一生保持疾恶如仇、以民命为重、实事求是的态度。他掌管刑狱,廉政爱民,力求真知。宋慈逝后,南宋理宗赵昀为表彰其功绩,封他为朝议大夫,为其御书墓门。挚友刘克庄撰墓志铭谓:"奉使四路,皆司臬事,听讼清明,决事刚果,抚善良甚恩,临豪猾甚威。属部官吏以至穷阎委巷,深山幽谷之民,咸若有一宋提刑之临其前。"宋慈对司法检验的谨慎态度对当代医德建设有着重要意义,启示后人应重视生命价值,本着"以病人为中心"的态度,坚持公正、有利原则,倾听患者和家属意见,切忌盲目下诊断结论。

张　锐

医家简介

张锐(生卒年不详),字子刚,蜀人,后徙居郑州(今属河南),宋代医家。尝任太医局教授,治病有胆识,见奇效。著有《鸡峰普济方》。

医史佳话

死而复活

宋代名医张锐曾居河南郑州。一天,刑部尚书慕容彦逢急召张锐入京。原来,是这位尚书大人的母亲得了伤寒病。张锐急急赶到京城开封,来到慕容府上,只听得一片哭声,上下奔忙。一问,才知道病人已经死亡,因为天气炎热,不宜久留,即将入棺。

张锐见过尚书大人后,请求能看一眼死者。慕容彦逢心想,人既已死,看有何用?一定是借故索取诊费,便有点不耐烦地说道:"就不必烦劳你再看了!至于来回路费,我将全数奉偿。"张锐说:"在下别无他意,只是这伤寒病人,有死一昼夜而复活的先例,我既已赶到,何不让我看上一眼呢?"慕容彦逢看他执意要看,便勉强答应了,带他来到停放死者的房间。张锐揭开覆盖在死者脸上的面纱一看,便把验尸的仵作叫到跟前,问道:"你见过夏天死去的人脸色有红的吗?"仵作摇了摇头,回答说:"没有。"张锐说:"这就对了!病人是由于汗不得出而昏厥过去,并没有死。幸亏没有入殓!"

周围的人面面相觑,将信将疑,张锐也来不及多说,急忙奔到屋外,取好药,加水三升,煎成一升半,给病人灌了下去,然后对旁边守护的人说:"一定要好好护理,到半夜时病人必大泻,大泻则活。"说罢就告辞到府外安歇去了。

到了半夜,守护的人突然听见病人身上有响动,再一看,已拉了一床,恶臭难闻。全家大喜,急忙跑去告知张锐已经应验。张锐却没有开门,只在门内应答道:"我今天很劳累,就不去看,也没有必要去看了,明天再用药吧!"天亮之后慕容彦逢亲自来到馆舍看望张锐,店家告知张锐已经回郑州去了,只留下一纸平胃散的处方。原来,张锐为了消除自己借故索取诊费的误会,天不亮就不辞而别。病人服过几帖平胃散后康复如初。

医德传承

王柜叔问之曰:"公之术,古所谓十全者几是欤?曰:未也,仅能七八尔。吾长子病,诊脉察色,皆为热极。命煮承气汤欲饮之,将饮复疑,至于再三,如有掣吾肘者,姑持杯以待。儿忽发颤悸,覆绵衾至四五,始稍定,汗出如洗,明日脱然。使吾药入口,则死矣,安得为造妙。世之庸医,学方书未知万一,自以为是吁,可悲哉。"

（沈源《奇症汇》）

【译文】

王柜叔问他说:"您的医术,大概就是古人说的十治十愈吧?"张锐说:"不是的,只能十人中治愈七八人。我的长子生病了,诊断脉相察看气色,都是热极之症,让家人煮承气汤,想让长子喝了它。快要灌饮的时候又心生怀疑,这样反复好几次。就在要让长子喝的时候,好像有人拉着我的手肘,姑且端着杯子等待。

长子忽然颤抖,盖上四五床棉被才安定下来,大汗淋漓,就像洗过澡一样,第二天就疾病脱体,舒适多了。假如让我的寒药进了他的口,那么只有死命了。哪有臻于奇妙之境呢?社会上的庸医,学习医方还不到万分之一,便自以为满,实在是可怕啊!"

历史评述

虽然张锐在他人心目中的形象是一位无可挑剔的医家,但他却以案例事实主动承认自己医技的不足,令人钦佩,值得推崇。《古今医统》有言"凡有求者,不问贵富贫贱,皆用心诊疗"。医者仁心,中国传统医德教导医家在面对前来求治的病人时,不论其家庭出身、富贵贫贱,都应一视同仁,张锐不求钱财、只求治愈病人的事例彰显了医家的道德风范。

陈自明

医家简介

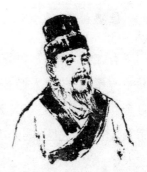

陈自明(1190-1270年),字良甫,临川(今属江西)人。他的祖上世世代代从医,家里收藏着非常丰富的古代医书典籍和验方、偏方,这为他日后钻研医学创造了良好的条件。陈自明是最早的妇产专家,他采集各家学说之长,附以家传经验,辑编成《妇人大全良方》二十四卷,于妇科诊治方法收集较为详备。理论精辟,见解独到。另著有《外科精要》等。

医史佳话

为妇科奠基

年青时期,陈自明就在建康府明道书院当过医学教授。他求学志向远大,博览群书,看到古代医学在妇产科方面的书籍实在太少,就是这很少的几部书也是略而不详,不够系统,给后人学习研究带来了许多困难。《黄帝内经》《金匮要略》《脉经》《千金要方》《外台秘要》等书籍虽都论及妇产科的内容,然而"纲领散漫无统,节目谆略而未备",唐代以前还不曾设立妇产专科,妇产科归属内科之中。到了宋代,太医局之下分设产科,由于妇产专科设立和发展的需要,陈自明搜集整理历代有关妇产科的论著,结合自己的临床经验和家传验方,编成《妇人大全良方》,为以后的妇产科发展奠定了基础。《妇人大全良方》,也成为当时最完善的妇产科专书。

《妇人大全良方》又名《妇人良方大全》《妇人良方集要》,是妇产科的主要代表作之一。从陈自明开始收集资料到脱稿,至少用了二十八年的时间,大约在嘉熙元年(1237年)陈自明四十七岁时才编写完成。在他七十五岁高龄时,又对该书作过重订。全书共二十四卷,八门,每门又分若干病症,依各病的病因、症候、治法、方药来论述,搜集资料宏富。由于《妇人大全良方》是我国有史以来第一部内容齐备的妇产科专著,因而深受以后医家的重视和推崇。

医德传承

有才进方不效,辄束手者;有无方可据,揣摩臆度者;有富贵家鄙药贱,而不服者;有贫乏人惮药贵,而无可得服者;有医之贪利,以贱代贵,失其正方者。古云:看方三年,无病可治;治病三季,无药可疗。又云:世无难治之病,有不善治之医;药无难代之品,有不善代之人。此之谓也。

（陈自明《妇人大全良方·序》）

【译文】

有才服用方剂不见效就束手无策的;有没有用药依据就胡乱揣度臆测的;有富贵人家嫌弃药物微贱不愿服用的;有贫穷人家忌惮药物昂贵无药可服的;有医生贪图牟利用便宜的药物替代昂贵的药物,失其人品方正的。古人云:看了三年的药方就无病可治了;治了三季的疾患就无药可疗了。又说:世界上没有难治的疾病,只有不擅长治病的医生;世界上没有不可替代的药物,只有不擅长用药的医生。说的就是这种情形吧。

历史评述

　　陈自明总结宋以前妇科学的研究成果,并结合自己的临床实践,阐发了妇科疾病的病因病机,颇具特色,对后世妇科学的发展很有影响。作为妇产科学的集大成者,陈自明的《妇人大全良方》对后世众多医家产生了重要影响。妇科疾病较之其他疾病,治疗难度大且风险系数高,陈自明更加强调医生的责任感,不可敷衍病人,对治疗中出现的难题多从自身找原因。本着高度负责的态度,对于书中援引的内容,陈自明亦不一概迷信,常常加上自己的评论,补其全而纠其偏,使论病更符合临床实际,使方药更符合辨证论治。如他所说:"世之常用有效之方,虽曰通用,亦不可刻舟求剑、按图索骥而胶柱者也。"

第六章

传统医德思想的创新——辽金元时期

　　辽金元时期医学界出现了学派争鸣的局面,充分体现了学术上勇于创新的精神。这时期医学界出现了四大学派,即寒凉派刘完素、攻下派张从正、补土派李杲、养阴派朱震亨,这四大派各树一帜,他们勇于突破旧的学说,提出新的学术见解,对推动医学发展起到了一定作用。这一时期的医德除继承"济世救人"的传统外,突出表现为:关心人民疾苦、热心救治、不计名利和不图回报的道德风尚,从实际出发著书立论、遵古不泥古、探索争鸣的创新精神,以及热衷医业、勤求博采、勇于实践、反对巫医骗术的科学态度和作风。如刘完素认为,"夫医道者,以济世为良,以愈疾为善"。用什么去评价一个医生的医道和医德呢? 根本一点就是医疗效果——济世和愈病。他在《素问病机气宜保命集·原道论》中说:"主性命者在乎人,去性命者亦在乎人,养性命者亦在乎人。何则? 修短寿夭,皆自人为。"阐明了人自己可以掌握自己的命运,而不是"天数命定"的道理。这种尊重人的尊严、尊重人的价值的思想就是人道主义精神,也是医学人道主义的一个新发展。

刘完素

医家简介

刘完素(约 1120－1200 年),字守真,河间(今河北省河间县)人,世称刘河间。大约生活在北宋末年至金朝建立初期,他博学多才,却不愿做官,专心从事医学研究,为"金元四大家"的第一医家。刘完素著述甚丰,如《素问玄机原病式》《黄帝素问宣明论方》(简称《宣明论方》)《素问病机气宜保命集》等,为中医学各学派的创立奠定了良好的基础。

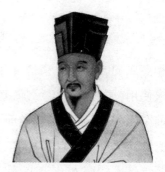

医史佳话

神人入梦

刘完素所处的年代正是宋朝受金兵入侵,战祸连年的时期。在这漫天烽火中与广大民众一样,他也受尽颠沛流离的痛苦。一直到他二十多岁时,才在河北省河间县的刘家村定居下来。因为童年时家境贫寒,母亲生病没钱请大夫而去世,所以他决心攻读医学,为贫苦的病人治病。他埋头在医书堆中,苦心钻研,三十五岁时已经成为闻名遐迩的儒医了。有一个关于刘完素的奇异传说广为流传:一天深夜,刘完素独自在研读《伤寒论》,灯油渐渐干枯,人也有几分疲倦,就在似梦非梦的恍惚间,一位白发苍苍的老人出现了,他正要问话,那位老翁开口说:"刘完素,你在读《伤寒论》呀?汉朝的张机、晋朝的王叔和,都是研究伤寒症的大家,可是谁也比不上你的成就,歇一会儿吧,来陪我喝两杯。"老翁从身边取出一个盛酒的葫芦,又从衣袋内取出两个酒杯,缓缓地斟满酒,邀他在灯前同饮。刘完素尚未饮那杯酒,已经闻到扑鼻的异香。于是就问:"老先生,这是什么酒?""这种酒叫'玉泉津',不是普通的凡品。"刘完素接过那杯酒,一饮而尽,立刻觉得如醍醐灌顶,茅塞顿开,在半醉半醒的状态下,老翁讲述了"素问要旨""伤寒标本心法""保童秘要""内经运气要旨"等医学上的诀窍,直到东方发白,老翁方才离去。

一针两命

刘完素认为处方用药,要因人而异,应视病人的身体状况、所处的环境和疾病的实际情况来选择用药,不可一成不变。他也极不满意当时朝廷要求使用《局方》,又不可随意加减的规定,坚持辨证施治,酌情发挥。他家门前车水马龙,挤满了远道而来的发热患者,甚至有一些昏迷的病人是被抬来的。让他扎上几针,服几剂他开的药以后,就奇迹般地恢复了,有时他还送药给贫困的病人。一次,他在路上见到一家人正在发丧,得知是产妇难产致死,可他见到棺材中有鲜血淌出,便让人放下棺材,马上开棺诊治。他在难产妇的涌泉穴等穴位扎了几针,妇人竟然苏醒了,再用针扎她合谷、至阴等穴,胎儿也顺利地产下。家属忙跪地叩首,视之若神仙下凡。

医德传承

夫医道者,以济世为良,以愈疾为善。

(刘完素《素问病机气宜保命集·自序》)

【译文】

作为医生应当以扶危济困为良道,以治愈疾病为善行。

主性命者在乎人,去性命者亦在乎人,养性命者亦在乎人。何则?修短寿夭,皆自人为。

(刘完素《素问病机气宜保命集·原道论》)

【译文】

主宰性命的在于自己,丢掉性命的也在于自己,涵养性命的还在于自己。为什么呢?寿命长短都在于自己本身的作为。

欲为医者,上知天文,下知地理,中知人事,三者俱明,然后可以愈人之疾病。不然,则如无目夜游,无足登涉。动致颠殒,而欲愈疾者,未之有也。故治病者,必明天地之理道,阴阳更胜之先后,人之寿夭生化之期,乃可以知人之形气矣。

（刘完素《素问病机气宜保命集·本草论》）

【译文】

想要做一个合格的医生,必须上知天文,下知地理,还要通达人情事理,只有三者都知悉,才有可能治愈病人的疾病。否则,就好像闭着眼睛夜游,没有脚却想走路,时常导致病人死亡,这样还想治好病的人,是不曾有过的。所以给人治病,必须明白天文地理知识,阴阳盛损的变化,人的生死发展规律,才可知人的生理本源。

历史评述

刘完素是金元时期在我国医学领域"读经典、做临床、纠偏误、求真理"的典范。他以哲学家的高智远识,系统研究并简要概括我国宋以前的传统文化、诸子百家发展的源流,具体分析了我国早期哲学思想、三坟五典及其与医教、道教、儒教三者的关系,批判继承了我国传统哲学思想,创立了中医学哲学的理论体系,指导中医学理论的创新和临床治疗学的发展,领创金元时期医学百家争鸣,推动了中医学的发展。刘完素医疗经验丰富,学识渊博,行医范围广阔,深受百姓爱戴,对后世中医学的发展作出了巨大贡献。刘完素在行医中十分重视前人经验,但也不墨守成规,总是结合自身实践经验提出见解。他根据《黄帝内经》中有关病机的理论,提出六气中火、热是最重要致病因素的观点,因而治疗须以寒凉药为主,并创造了许多治疗伤寒、热病的新方剂,对后世温病学说有所启发。刘完素对中国医学的最大贡献是对疾病进行分类,他把疾病分为风热、伤寒、积聚、痰饮、水湿、劳损、泻痢、妇人、补养、痔瘘、眼目、小儿、杂症等十七门,后来研究医学的人视之为重要参考文献,因为他是河间人,所以后人称他的医学理论为"河间学说"。金朝章宗曾三次收买他,要给他官做,他坚持不为金朝服务而宁愿长期在乡间当一名清贫的医师。刘完素医德好,医术高明,救人无数。他逝世后,人们为他建庙纪念。

张元素

医家简介

张元素(约12—13世纪),字洁古,易州(河北省易县)人,中医易水学派创始人,其所处时代略晚于同时期的医家刘完素。著有《医学启源》《脏腑标本虚实寒热用药式》《药注难经》《医方》《洁古本草》《洁古家珍》以及《珍珠囊》等。其中《医学启源》与《脏腑标本虚实寒热用药式》最能反映其学术观点。

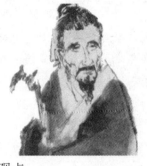

医史佳话

诊病刘门

张元素稍后于刘完素,小时候聪敏好学,八岁即应试童子举,二十七岁应试经义进士。据说由于触犯了宗庙的忌讳而落榜,于是便专心学医。行医之初他没有什么名气。一次,在社会上享有盛名的刘完素病了,害伤寒八天吃不进东西,正不知该怎么办,张元素赶去探望他。刘完素有点瞧不起他,脸转过去冲着墙壁不作声。张元素说:"你凭什么对我这样不客气呢?"等到他诊完脉,说出脉情,又问是否服用了某种药,刘完素点头称是。张元素说:"你这就错了,那种药是主寒的,病情只能越服越重。根据你的病情,应该服用某某药才能奏效。"刘完素听了,大为叹服。按他的建议服药后,病很快就好了。张元素从此名声大震,后来,竟独成一家,形成一个易水学派。

历史评述

张元素医学思想的可贵之处，首先是他具有革新精神。他虚心研究学习古代的医学理论，但不拘泥于古方，明确声称"运气不齐，古今异轨，古方新病，不相能也。"即时代不同，气候和患病者的体质等具体情况不同，病情有变化，不能完全再按过去的处方用药。他就是在这种思想的指导下，灵活吸取前人经验，结合自己的临床实践，不断总结，有了新的建树的。张元素根据《黄帝内经》的脏腑辨证思维，来分析疾病的发生与演变，探讨脏腑的虚实病机，并在脏腑辨证基础上，创立药物归经学说，在当时诸医家中是最有成就的。他撰写的许多有创见性的名著，为后世医学开辟了新的途径。张元素的学术思想堪称临证者的典范，后学的津梁。李时珍曾高度评价张元素："大扬医理，灵素之下，一人而已。"

张从正

医家简介

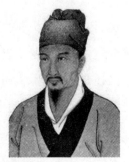

张从正(1156－1228年)，字子和，号戴人，睢州考城(今河南兰考、睢县)人，金朝四大名医之首，精于医理，曾入太医院任职，但不久即辞归，与当时名医切磋医理，辨析奥义，形成了以攻邪治病的独特风格，被后世称为"金元四大家"之一，又被称为"攻下派"的代表。张从正因"事亲者不可以不知医"而把自己的著作命名为《儒门事亲》。

医史佳话

三笑愈疾

一天，一位叫项关今的人来请张从正去看病。他的独生儿子死了，妻子受到刺激，整日思念儿子，久而久之，人越来越瘦，脾气也越来越坏，动不动就叫喊怒骂，甚至舞刀弄棒，追杀家人，弄得家里鸡犬不宁，四邻不安。项关今四处求医问药，都无成效，后找到张从正。张从正听了项关今的介绍，稍稍思索一下，答应上门应诊。这天，张从正骑着小毛驴，携带着药囊来到项家。一进门，他就笑嘻嘻地说："项家娘子，老朽给你治病来了！"说罢，就伸手到药囊里去摸药。谁知摸来摸去摸不到药，却弄了一手的胭脂，急得在大厅中团团转，抓耳挠腮，弄成个大花脸。项家娘子见了张从正这狼狈相，忍不住笑个不停。张从正见项家娘子乐成这样，尴尬地辞谢道："娘子见笑了，老朽年老健忘，丢三落四的，竟将药给忘了，改日再为娘子送来。"张从正走后，项关今回到家，项家娘子将刚才的事说给丈夫听，边说边笑个不停。

第二天，张从正又来到项家，一进门，项家娘子见了张从正不由得想起他昨天那副花脸相儿，微微带笑地问："张医师，药带来了吗?""带来了！带来了！"张从正连声答道。一边说一边赶忙到身上摸药。可摸了半天却没摸出来。张从正索性脱了外衣来找，张从正这一脱外衣不要紧，里边穿的全是女人的衣服，花花绿绿的煞是好看。项家娘子一看不由得捧腹大笑。张从正见项家娘子乐成这样，一脸扭捏地赶忙穿起外衣，起身告罪说："老朽实在糊涂，今天又忘记带药了。匆忙间竟将老妻的衣服给穿了来，惹得娘子见笑，多有得罪！老朽告辞。明日无论如何一定将药送到府上。"此时项家娘子笑还来不及，哪里还顾得上要药。张从正一走，项家娘子就对家人讲起张医师穿女人花衣服的事，笑着说："这老头老不正经，穿着一身女人衣服，实在太不像话！"说罢，又笑个不停。项关今回家，妻子又对他提起张医师穿女人衣服的事。项关今对张从正两次来都未带药，心中老大不满意;但见妻子心情很好，也就不多计较，随口道："老头快七十岁了，丢三落四的事也是有的。"

第三天，张从正又来到项家。项家娘子一见张从正露面，老远就含笑招呼道："张医师，今天药一定带来了吧！"可张医师今天进门，却一反常态，脸上毫无笑容，一双手按住肚子，嘴里不住地哼着，一屁股坐在椅子上弯着腰，再也直不起来。项家娘子吃了一惊,连忙问道:"张医师,您这是怎么啦?"张从正抬起头来望着项家娘子,苦着脸说:"不瞒娘子说,我来时走在路上,肚子就痛得厉害,这下越发痛了,十有八九是要临产哩。""什么! 您要生孩子了? 男人也要生孩子?"项家娘子哈哈哈哈地笑得前俯后仰。张从正却不笑,他艰难地站起身来告辞说:"实在对不起,老朽今天又无法替娘子治病了,老朽要赶回家生孩子,这十天半月不能来了,只有等生了孩子再来为娘子看病。"说罢,苦着脸,弯着腰,捧着肚子出门去了。项家娘子瞧张从正那副样子,越瞧越好笑,就嘲讽地说:"张医师生了孩子,别忘了给我送喜蛋来呵。"晚上,项关今回来了,一进门就问:"听说张医师来过,今天该送药来了吧?""张医师生孩子去了,等生完孩子再来。"妻子说罢,又自笑个不停。项关今听说张从正生孩子,一口茶一下子从鼻子里喷了出来:"这老头子在说胡话了,男人怎么会生孩子?"妻子学着刚才张从正的样子,在丈夫面前表演了一番。项关今听了,忍不住直摇头:"眼见方为实,传言未必真。人人都说张从正是名医,谁知竟是这样一个疯疯癫癫的老头!"

　　项关今从此不再提请医生的事。项家娘子却逢人就说她丈夫替她请来了这么一个怪老头治病,来了三次,一帖药没开,却一而再,再而三地献丑,还冒充名医,最后弄得无法,竟然说要生孩子,跑回家去了。她说了笑,笑了说,人们也都陪着她笑。项家娘子走到哪里,就将笑声带到哪里,能吃能睡,不骂不哭,人渐渐胖了起来,脸色也红润了,待人接物都正常了。简而言之,项家娘子的病彻底好了! 项关今初时也陪着妻子笑,可后来见妻子的病竟然痊愈了,心中怀疑,特地登门去拜访张从正。项关今一脚踏进张从正的门,张从正就哈哈大笑地问:"娘子的病好了吧?"项关今连声应道:"好了! 好了! 只是贱内的病好得古怪,特来向先生讨教。"张从正笑道:"老朽去府三次,送去三剂笑药,抵得上百剂灵丹。娘子此病起于忧愁悲苦,故老朽以喜胜之。"项关今听了,如梦初醒,连声赞叹:"张先生妙手回春,三笑愈病,真乃神医也! 真乃神医也!"

历史评述

　　张从正是"金元四大家"之一，"攻下派"的创始人。在学术上，他精于《内经》《难经》《伤寒》，同时提出了"古方不能尽愈今病"的著名论点。他对于疾病的认识见解独到，创立了独特的"汗、吐、下"攻下法，并能运用自如，治好病人无数。他还主张治疗以食补为主，反对乱用温热药物峻补的方法。这种论点实际上是针对当时社会上的不良医学风气而言的。张从正本人十分重视辨证论治，也并非见病即攻，而注意在治疗过程中视病人的具体情况，选择适当的治疗方法。尤其是年岁较高的老人、身体羸弱的儿童，都是他强调不可乱攻的对象。张从正创立"攻下派"，从另一个角度来讲，也是他医术精湛、辨证准确的见证。历来医家对于"下品"药物的使用都十分谨慎，而张从正对于这类药物则能够娴熟使用、准确把握，以及对于各种病征能应对自如，足见他深通医理，熟识药性，临床经验非常丰富。反观今天，那些医学造诣尚未达到一定熟练程度的初学者切不可一味模仿和追求新奇，简单而无辨证地照搬治法和方药。一旦辨证失误或者用药不慎，很容易造成医疗事故，十分危险。所谓"艺高人胆大"，这也是后世医家虽不敢尽取其方，却十分肯定张从正在医学上的造诣，并敬佩他的胆识和学问的原因。

　　因为张从正敢于直陈当时医界妄用温补的弊病，触动了许多不学无术者的利益，因此他们嫉妒他，怨恨、围攻、嘲笑，甚至诽谤他。但张从正从不妥协，刚正耿直，并以精深的学识力辩群医。当时，来张从正家中的有识之士络绎不绝，高人才子日不离门，这也是对那些庸才最有力的抨击。张从正终成独具风格的一代名医，在祖国医学发展史上占有重要地位，为祖国医学的发展作出了重要贡献，至今仍值得我们认真学习与深入研究。

李　杲

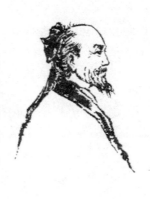

李杲(1180－1251年),字明之,号东垣老人,真定(今河北省正定)人,中国医学史上"金元四大家"之一,少读四书五经,博闻强记,因母病为庸医所误矢志学医,在脾胃的生理、病理、诊断、治疗诸方面形成了自己独成一家的系统理论,是中医"脾胃学说"的创始人,他的学说被称作"补土派"。

神医仙方

李杲出身富豪之家,自幼沉稳安静,极少言笑,十分喜爱读书。李杲二十多岁时,他的母亲患病,请了许多医生治疗无效,最终糊里糊涂病死了。这件事对他的触动极大,从此便立志学医。他听说易州的张元素名声很大,便携重金前去拜师学医。由于他文学功底深厚,学习得很快,几年以后,就已经学得很好了。

在兵荒马乱的年代,时有瘟疫流行,他见到许多人患了"大头天行"(急性腮腺炎,一种流行性传染病)的病,头大得像西瓜一样,非常痛苦,便潜心钻研《内经》《伤寒》等书,终于研究出一张方子,治疗此病非常有效。后来,他将这张方子写在木碑上,插在人来人往的热闹地方,病家抄了回去,几乎没有治不好的,这个方名就叫"普济消毒饮"。当时人们都以为是神仙留下的神方,李杲也就有了神医之名。

《元史·李杲传》记载了李杲的一系列经典病例。当时,京兆酒官王善甫生了一种怪病,肚子、眼睛都鼓起来,小便不通,吃不下饭,病人的家属四处打听,请了好多医生,吃了很多药,花光了家里的钱,病还是不见好。病人日渐垂危,家境越来越贫穷。家人实在没辙,干脆让病人躺在家里等死。李杲得知后,急忙上门为病人问诊,像善待自己的亲人一样对待患者,安慰病人家属,王家人从来没见过如此不图钱、不求回报、仁厚虔诚的医生,把李杲视为救命菩萨。经李杲的认真诊治,病人的病情很快好转,不久就康复了。

师徒传承

李杲赈济灾民,为病人施药,终日奔走在患者之中,靠仁厚的医德和高超的医术挽救了一个又一个病人的生命。然而,终日的奔忙终于把李杲累倒了,这时他才意识到自己力不从心,要尽快把医术传于后人。谁能传承他的医德、医术呢? 一位年轻人走入李杲的视野。他叫罗天益,是藁城廉台(今藁城区廉州镇)人,他非常仰慕李杲,拜读过李杲的医学著作,一心想拜李杲为师,要继承他的医术,治病救人。

一天,李杲把罗天益叫到家里观察和考验他。中医看病讲究望闻问切,李杲看人也是如此。他瞧着这个小伙子面善,初步判断罗天益是个心地善良之人。于是就问他:"你拜师学医为了什么呢?"罗天益回答:"学生一直崇敬老师的医德和医术,就是想学您的医德,学您的医道,治病救人,不求回报。"李杲听了很满意,心里认下了这个徒弟,他想起自己行医的初衷,接着又问:"做医生并不难,可你能不能做一位孝敬天下父母的大医呢?"罗天益沉思片刻坚定地点点头。于是,李杲收罗天益为徒弟,传给他医道,教授他医术。

罗天益没有辜负师父的苦心,善待师长,善待病人,善待邻里,简朴勤奋,养德学医。李濂的《医史·李杲传》记载,罗天益"学三年,(李杲)嘉其久而不倦也,予之白金二十两"。罗天益跪在师父面前,说什么也不要这笔钱,李杲便扶起弟子,真诚地讲出自己的想法,"吾知汝活计甚难,恐汝动心,半途而止,可以此给妻子"。李杲希望弟子能记住自己的承诺,做扶危救难的大医,永远不要为了钱而失了医德,要做大医,行大德,救死扶伤,济世救人。

医德传承

君初不以医为名，人亦不知君之深于医也。君避兵汴梁，遂以医游公卿间，其明效大验，具载别书。壬辰北渡，寓东平，至甲辰还乡里。一日，谓友人周都运德父曰："吾老，欲道传后世，艰其人，奈何？"德父曰："廉台罗天益谦父，性行敦朴，尝恨所业未精，有志于学，君欲传道，斯人可也。"他日，偕往拜之。君一见曰："汝来学觅钱人乎？学传道医人乎？"谦父曰："亦传道耳。"遂就学。日用饮食，仰给于君。学三年，嘉其久而不倦也，予之白金二十两，曰："吾知汝活计甚难，恐汝动心，半途而止，可以此给妻子。"谦父力辞不受。君曰："吾大者不惜，何吝乎细？汝勿复辞。"君所期者可知矣。临终，平日所著书检勘卷帙，以类相从，列于几前，嘱谦父曰："此书付汝，非为李明之、罗谦父，盖为天下后世，慎勿湮没，推而行之。"得年七十有二，实辛亥二月二十五日也。君殁，迨今十有七年，谦父言犹在耳，念之益新。噫嘻！君之学，知所托矣。

（李濂《医史·东垣老人传》）

【译文】

李先生当初并不是因为医术而出名的，人们也不知道李先生在医学上造诣很深。自从李先生为了躲避战乱到了汴梁以后，才凭着医术在达官贵人之间往来。他在治病上取得明显而又良好疗效的事迹，全都记载在别的书中。他在壬辰年向北渡过了黄河，寄居在东平，到甲辰年才回到故乡。一天，他对友人周都运德父说："我老了，想把医术传给后世，深感适当的人选难以找到，怎么办呢？"周德父说："廉台县的罗天益谦甫，品行敦厚朴实，曾为作为事业的医学还不精通而感到遗憾，有志于继续学习。您想要传授医道，这个人大概可以的。"另一天，周德父带着罗谦甫一起去拜见李先生，李先生一见到罗谦甫就问道："你来学习是为了做赚钱的医生呢？还是为了做继承和发扬医学的医生呢？"罗谦甫说："只是继承和发扬医学而已。"于是就跟着李先生开始学习。罗谦甫的日常费用和饮食，都是由李先生提供。学了三年后，李先生赞赏他能长期坚持而且不知疲倦，送给他二十两银子，说："我知道你生计艰难，担心你意志动摇，半途而废，可以用这些银子来供养你的妻子儿女。"

罗谦甫坚决推辞，不愿接受。李先生说："我把大的医道尚且毫无保留地传授给你，哪里会吝惜这小小的钱财吗？你不要再推辞了。"李先生期望的事情就可想而知了。李先生临终的时候，把平常所写的书都检校勘验好按照类别排列起来，摆在书案上面，嘱咐罗谦甫说："这些书交给你，不是为了我李明之，也不是为了你罗谦甫，而是为了天下后世的人们。你要小心保存，不要让它湮没失传了，要推广并使它流传下去。"李先生去世时七十二岁，去世的时间是辛亥年二月二十五日。李先生去世后，到现在已十七年了，罗谦甫说起来感到李先生的话仍然像在耳边一样，回想起来更觉清新。啊！先生的学术真是遇到了依托继承的人了。

历史评述

李杲的著作对于中国的医学发展有着非常重大的影响，书中将人体内科疾病分成外感和内伤两种，深刻影响了后世的人们对内科病的认识和治疗。除此之外，在李杲的著作中还有很多关于妇科疾病的描写和论述，对现代医学的发展也有着莫大的影响。

师道传承、师承授受是中国历史上文化传承的一种重要方式，也是中医药学发展演进的重要方式。中医医德作为一种与中医药学术相伴生的道德文化，同样具有明显的师道传承特征。也正由于这个原因，它才能前后承继不衰、不断发扬光大。这里特别值得一提的是，历史上很多名医在收徒授业时首先要考察学生的德性，认为"非仁爱不可托也，非聪明理达不可任也，非廉洁淳良不可信也"。在收徒后，他们还要通过自己的言传身教，使自己的学生最终成为"既有善艺，又有仁心"的"真良医"。李杲和他的徒弟共同演绎了师道传承的佳话。李杲去世后，罗天益不仅传承了李杲的医德和仁孝大爱，还大力弘扬李杲的医学理论，使之流传后世。明代以后的薛立斋、张景岳、李中梓、叶天士等名医，都秉承李杲的精神和医道，各有发展。

由于李杲医术高超，医德高尚，与他同时代的学者鲁斋许称赞说："东垣之医，医之王道也。有志于学医者，必尽读东垣之书，而后可以言医。"此话被后世医家广泛引用。到明代万历年间，北京三皇庙改建成"先医庙"，供奉伏羲、神农和黄帝，还有历代二十八位名医塑像，李杲就位列其中。后人评说李杲"以孝为德,以德传世,为医家之大者,为诚义之楷模"。在构建和谐医患关系的今天,李杲可以说是一面镜子、一个榜样。

罗天益

医家简介

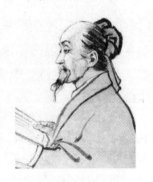

罗天益(1220－1290 年),字谦甫,元代真定路藁城(今河北藁城县)人,另一种说法是真定(今河北省正定)人,李杲的入室弟子,学医数年,尽得其术。李杲身后,罗天益整理刊出了多部李杲的医学著作,对传播"东垣之学"起到了重要作用。

医史佳话

巧解药诗哑谜

河北真定府有个叫李东垣的医生,医术高明,曾治好不少疑难杂症,还著有《脾胃论》《内外伤辨惑论》等医书,拜他为师及找他学医的人不少。其中有个叫罗天益的,慕名而来,勤奋学习,很受李东垣赏识。三年后,罗天益出师。临别时,李东垣拿出早已准备好的一个红纸包,里面装有一些钱,作为礼物,要送给这位学生。"老师毫不保留地把技术传给我,我终生难忘,怎好再收您的钱呢?"罗天益说什么也不肯接受。

李东垣笑吟吟地说:"我这红纸包里的钱,不同一般,它是我的一点心意,是给你买物件的,而这几件物件,作为一个好医生是必须具备的。""那我可以自己拿钱买。""自己拿钱买,意义就不同了。"罗天益一时也猜不透老师的意思,只好接过这个红纸包。

罗天益回到赵州老家,打开红纸包一看,里面除一些钱外,红纸上面还写着三首诗谜:

淡竹枳壳制防风,内藏红花在当中。熟地或须用半夏,坐地车前仗此公。

在外肥又胖,在家瘦模样。忙时汗淋淋,闲时靠着墙。

少时青青老来黄,千锤百结打成双。送君千里终须别,弃旧迎新抛路旁。

罗天益仔细一想,这三个谜语的谜底是灯笼、雨伞、草鞋。这才明白老师的一番心意,要他常备这三件东西,不辞劳苦,做一个好医生。此后,罗天益牢记老师的教导,不论白天黑夜,不管山高路远,只要有人请他去看病,他都不辞劳苦地出诊。后来,罗天益不仅医术高明,而且医德高尚,成为有口皆碑的好医生。

历史评述

罗天益不仅全面继承了老师李东垣的学术思想,而且有自己的独特见解,终成颇负盛名的医学家。他十分强调为医之德,"仁爱为怀,济世活人",把病人的利益放在第一位,倡导不为名利,不分贵贱,清廉纯正的道德品质。他认为在重视医德的同时,尤其要重视医技的提高,在随军征战期间也不忘访师问贤。他认为,医生为了救治病人,不但要有医德,还要有精湛的医术、虚心好学的精神、严谨的治学作风,如果一个医生不会治病,空有其德,好心也会办坏事。

罗天益非常敬重他的老师,李东垣死后,他照顾师母王氏与自己的母亲没有差别,十多年后,王氏寿终,他以礼葬之,东垣谢世三十多年,他仍"祠而事之如平生",堪称尊师的楷模。

罗知悌

医家简介

罗知悌(约1243-1327年),字子敬(一说字敬夫),号太无。钱塘(今浙

江杭州)人。宋末元初医学家,善词章,工书法,
精通天文、地理,曾得名医刘完素门人荆山浮屠
之传。学宗刘完素,旁通张从正、李东垣之说,
将北方刘、张、李诸家学术传至江南。著有《罗
太无先生口授三法》一卷。

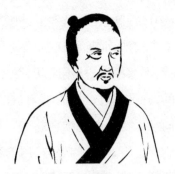

医史佳话

据朱丹溪《格致余论》记载:罗知悌曾治一病僧,黄瘦倦怠,罗公诊其病,
因乃蜀人,出家时其母在堂,及游浙右,经七年,忽一日,念母之心不可遏,欲
归无腰缠,徒而朝夕西望而泣,以是得病。时僧二十五岁,罗令其隔壁泊宿,
每日以牛肉、猪肚、甘肥等,煮糜烂与之。凡经半月余,且时以慰谕之言劳
之。又曰:我与钞十锭作路费,我不望报,但欲救汝之死命尔!察其形稍苏,
与桃仁承气,一日三帖下之,皆是血块痰积方止。次日只与熟菜稀粥,将息
又半月,其人遂如故。又半月余,与钞十锭遂行。

历史评述

罗知悌医治病人唯德是取,技高一筹,悉心钻研金元时期另外两大名医
张从正、李杲的学术思想,终于成为集金元时期三大名医之大成者。从其弟
子朱丹溪看,金元时期民间的中医教育已经打破魏晋以来世代家传的模式,
在教学方式上出现了师徒之间生动活泼的探讨与争鸣之风,教学内容也突
破唐宋以来只讲经典、本草与方脉的局限,把各家学说,尤其是他们的临床
经验作为主要内容。集刘、张、李三大家学术于一身的罗知悌,晚年总感到
自己在世上的日子不多了,所以不能按常规,按部就班地教徒弟朱丹溪,于
是他对朱丹溪的培养在汲取当时金元医家成功之处的基础上,开辟了理论
学习以经典著作和各家学说并重,注重在临床实践中提高朱丹溪医学水平
的新途径。据《丹溪翁传》记载,由于朱丹溪医学基础好,罗知悌"即授以刘、
张、李诸书,为之敷扬三家之旨,而一断于经","每日有求医者来,必令其(丹

溪)诊视脉状回禀,罗但卧听口授……"可见,罗知悌不仅放手锻炼朱丹溪的临床技能,而且不厌其烦为他详细解说。丹溪白天随师临证,夜晚苦苦攻读,严寒酷暑,从不间断,医术日益提高。朱丹溪拜罗知悌为师的大部分时间,就是通过这样的学习,在实践中灵活运用各家的学术思想,把辨证论治同学派特色有机结合起来。经过短短一年多时间的学习,其医术就和老师不相上下,他开的处方、用的药物,也常常和老师一模一样。如此三年,朱丹溪便名扬四方,可见罗知悌的授徒方法是成功的。由于罗知悌成功的授徒方式,培养出朱丹溪这样高水平的临床医家,使朱丹溪既有深厚的医学功底,又善于博采各家所长,继而独辟蹊径,发明了"养阴学说",革除了《局方》"温燥之蔽",丰富了祖国医学的理论体系。

曾世荣

医家简介

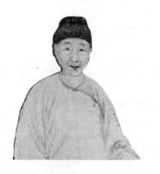

曾世荣(1252-1332年),字德显,号育溪,又号演山翁,衡州路(今衡阳市)人,元代著名儿科医家。幼习举业,及长从世医刘思道学医,以幼科知名于时。他不但医术精湛、医德高尚,而且精通养生之道,尤其对儿童保健有精辟的论述。著有《活幼心书》三卷、《活幼口议》二十卷传世。

医史佳话

重德爱幼

曾世荣热爱幼儿,把患儿当作自己的儿孙看待。七十八岁时曾为自己的画像题诗说:"涉历风波老此身,业医惟务体诸仁。幼吾幼及人之幼,一念融为四海春。"这是他一生热爱幼儿的真实写照。曾世荣对患儿不分贵贱贫富，全都一视同仁，他急病家之所急，不论何时何地碰到患儿都千方百计救治，把自己当作给病家送去温暖的春风。一次，他在衡州郊外碰到一位因患急惊风而突然休克的三岁小儿，其父母皆为农民，只知跺脚捶胸地痛哭。曾世荣二话没说，立即取下药囊，就地进行抢救，终于把孩子救活，并主动赠送药物。这对农民夫妇千恩万谢而去。曾世荣在《活幼心书》中说："为医先要去贪嗔，用药但凭真实心，富不过求贫不倦，神明所在俨如临。"他诚心诚意为广大患儿治病，对富家子弟不多索取诊金，对贫家子弟也绝不敷衍了事，时刻像有神灵在监督似的，要求自觉这样做。对于个别特困患者，他除免费医治之外，还主动捐赠钱财予以救助。遇有急重病人请求出诊，他总是随喊随到，从不延误，用实际行动践行着自己的医道原则。

医德传承

初无定论，惟务妒贤嫉能，利己害人，惊谲病家，意图厚赂，尤见不仁之心甚矣。

（曾世荣《活幼心书》）

【译文】

在还没有明确诊断之前，就一味妒贤嫉能，打击别人，抬高自己，故弄玄虚恫吓戏谑病家，目的是想谋取更多的财物，可见其用心实在是太不仁德了。

凡有请召，不以昼夜寒暑，远近亲疏，富贵贫贱，闻命即赴。视彼之疾，举切吾身，药必用真，财无过望，推诚拯救，勿惮其劳。

（曾世荣《活幼心书》）

【译文】

凡有病人召请，无论白天黑夜，严寒酷暑，距离远近，关系亲疏，贵贱贫富，要立即前往。将病人的病痛，视为关切自身，用药一定要真，对于钱财回报，不要有过高期望，真心救治病人，不要害怕劳累。

为医先要去贪嗔，用药但凭真实心，富不过求贫不倦，神明所在俨如临。

（曾世荣《活幼心书》）

【译文】

做医生先要去除贪念，不可发怒嗔恨别人，用药要诚心实意，对富人不多索取，对穷人绝不敷衍，时刻像有神灵在监督似的。

大抵行医片言处，深思浅发要安详，更兼忠厚斯为美，切戒逢人恃己长。

（曾世荣《活幼心书》）

【译文】

大体上说行医最要紧的只言片语在于诊断仔细认准病，语言亲切态度和蔼，忠诚仁厚有修养，戒除骄傲自满，不可炫耀一己之长。

历史评述

曾世荣廉洁纯良，治学严谨，不贪慕荣华富贵，视仁德胜于生命，他对儿童保健的精辟论述非常合乎科学道理，至今仍有很高的参考价值，是特别值得人们重视的。由于曾世荣重德爱幼，救治患儿无数，人们都很感激。当曾家遇到祸殃的时候，群众便自发前来救助他。据《衡州府志》记载，元代大德十年(1306年)，湖南衡州曾发生过一次大的火灾，一连烧掉民宅和店铺两千多家，眼看曾宅就要遭受池鱼之殃，许多民众自发前来浇水灭火，使曾家的财产、医书和手稿等得以完整保存下来。群众奋力帮助曾宅灭火救宅的举动，无疑是对重德爱幼的曾世荣的最大鼓励和最高奖赏。

朱震亨

医家简介

朱震亨(1281－1358年)，字彦修，婺州义乌(今浙江义乌市)人。因他出生的赤岸镇有一条溪流名叫丹溪，所以学者多尊称朱震亨为丹溪翁或丹溪

先生。由于他医术高明,治病往往一帖药就见
效,人们又称他为"朱一帖""朱半仙"。朱震亨倡
导滋阴学说,创立丹溪学派,对祖国医学贡献卓
著,是元代最著名的医学家。他弟子众多,方书
广传,著有《格致余论》等。后人将朱震亨和刘完
素、张从正、李东垣誉为"金元四大医家"。

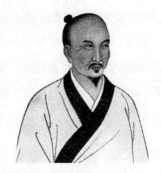

医史佳话

弃仕从医

　　朱震亨自幼聪明,崇尚侠气,争强好胜,常为百姓挺身向前,凡遇"苛敛
之至,先生即以身前,辞气恳款,上官多听,为之损裁"。此外,他还积极组织
百姓兴修水利,为民谋福。朱震亨素怀惠民之心,"吾既穷而在下,泽不能致
运。其可远者,非医将安务乎?"他原来学习理学,在他三十岁那年,因妻子
逝世,加上老母重病缠身,毅然改变理想,决心弃儒学医,废寝忘食,昼夜研
习《太平惠民和剂局方》,竟自己处方抓药,治愈了老母的旧疾。其师许谦,
是元代著名理学家,不以名利为务,教授学生随其才分而定。他对朱震亨
说:"吾卧病久,非精于医者,不能以起之。子聪明异常人,其肯游艺于医
乎?"此言正中朱震亨下怀,于是尽焚以往所习举子业,一心致力于医,许谦
原本多年半身不遂,后经朱震亨疗治效果显著。

风雨拜师

　　朱震亨在行医过程中发现"操古方而治今病,其势不能以尽合",于是决心
游学各地,广投名师,时年四十多岁。朱震亨先后游学江苏、安徽等许多地方,
行程千余里,仍未遇高师,最后在杭州得知,在武林修道的罗知悌是一位学识
渊博的医药学家,便立即前往拜访。罗知悌是金代名医刘完素的再传弟子,旁
通张从正、李杲之学,但为人很傲慢。朱震亨前往拜访数次,罗知悌均不接见。
朱震亨屡挫不馁,其志益坚,乃"日拱立地其门,大风雨不易",如此"趦趄三余
月"。精诚所至,金石为开,罗知悌终于"遽修容见之",交谈中只恨相见之晚。

罗氏历数诸家之短长,尽力加以指点;朱氏虚怀若谷,虔诚领教。"罗每日有求医者来,必令其诊视脉状回禀,罗但卧听口授,用某药治某病,以药为监某药,以其药为引"。教者诚,学者勤,朱震亨医术日益精进,不到两年,尽得罗氏之学,又回家乡行医数年,终于成为名倾江南的大医。

医德传承

时方盛行陈师文、裴宗元所定《大观二百九十七方》,翁穷昼夜是习。既而悟曰:"操古方以治今病,其势不能以尽合。"

（戴良《九灵山房集·丹溪翁传》）

【译文】

当时正在盛行陈师文、裴宗元所校订的《大观二百九十七方》一书,丹溪翁不分昼夜地研习此书。不久就醒悟了,说:"拿着古代的方剂来治疗现在的疾病,势必不能够完全适合。"

四方以疾迎候者无虚日,先生无不即往,虽雨雪载途,亦不为止。仆夫告痛,先生谕之曰:疾者度刻如岁,而欲自逸耶?窭人求药,无不与,不求其偿,其困厄无告者,不待其招,注药往起之,虽百里之远弗惮也。

（宋濂《丹溪心法·故丹溪先生朱公石表辞》）

【译文】

因从四面八方来请医出诊的人每天都有,朱丹溪先生无不立即前往,即使风雪漫天、道路泥泞也不停止出诊,赶车的仆人为照顾他的健康对病家说:"先生因劳累过度生病了。"朱丹溪得知后对仆人说:"病人度日如年,痛苦不堪,我怎能忍心不救,自图安逸呢?"贫苦的人拿不出药费,先生无不免费赠予,对遭到急难困苦无处求告的,丹溪不等他们来请,主动携带药物前往救治,虽路途遥远也不怕劳累,从不考虑自己。

即慨然曰:"士苟精一艺,以推及物之仁,虽不仕于时,犹仕也。"乃悉焚弃向所习举子业,一于医致力焉。

（戴良《九灵山房集·丹溪翁传》）

【译文】

　　就慷慨地说："读书人如果精通一门技艺，用来推广惠及万物的仁德，即使在当世没有做官，犹如做官一样。"就完全烧毁抛弃了以前修习的科举考试之学业的书籍，专心在医学上下起了功夫。

历史评述

　　朱震亨的学术思想为后世医家所推崇，而他的医德医风同样是后世学者学习的典范。在医德方面，朱震亨不辞辛劳，夜以继日地为贫病者诊病，劳而不计其酬，具有高尚的职业道德。他能急病人之所急，痛病人之所痛。医为仁术，济世为怀，病家延请，有求必应，治病救人，认真负责，这是我国历代名医的优良传统。医生对病人要无微不至地关心、体贴和爱护，视他们如亲人，心存济世，不图酬报，扶贫济困，施医赠药，这也是我国历代名医的优良传统。朱震亨身体力行地诠释了医道的内涵，坚守"发大慈恻隐之心、誓愿普救含灵之苦"的信念，专心于救治，竭诚提高自己的医术，百折不回，不畏万难。如果说而立始学医、不惑方拜师的朱震亨是凭借其高超的医术成就奠定了在中国古代医学史上的重要地位，那么他正直仁慈、救死扶伤的高尚医德故事，则更在民间广为传诵。明清时期一些学者对他推崇备至，常远道前来祭奠。朱震亨在人民心目中，正如"云山苍苍，高风不磨，世远弥声，仰止者多"。

张景岳

医家简介

　　张景岳(1563－1640 年)，明代医学家，名介宾，字会卿，号景岳，别号通一子。明末会稽(今浙江绍兴)人。自幼聪颖，素性端静。后在京师从名医金

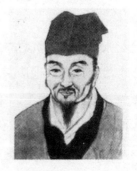

英(梦石)学医,尽得其传,又曾从戎,游于北方,后弃戎就医,悉心钻研,尤其对《素问》《灵枢》有深入精研,经三十载而著成《类经》三十二卷,时人称他为"医术中杰士""仲景以后,千古一人",因治疗中善用熟地黄,人又称其"张熟地",其学术思想对后世影响很大。

医史佳话

解甲从医

张景岳性格豪放,受先祖以军功立世的激励,他壮岁从戎,参军幕府,游历北方,足迹及于榆关(今山海关)、凤城(今辽宁凤城县)和鸭绿江之南。当时北京异族兴起,辽西局势已不可为。数年戎马生涯无所成就,使张景岳的功名壮志"消磨殆尽",而亲老家贫终使他尽弃功利之心,解甲归隐,潜心于医道,医技大进,名噪一时,被人们奉为"仲景东垣再生"。五十七岁时他返回南方,专心从事临床诊疗,著书立说。

急智解危

一户王姓人家有个儿子,刚满一岁。一日,母亲随手拿一枚铁钉给儿子玩。小孩不知,误塞入口中,吞到喉间出不来。其母见状大惊,忙倒提小孩两足,欲倒出铁钉,哪知小孩竟然鼻孔喷血,情况十分危急。孩子的父母连呼救命。

张景岳恰好路过,见状急命其母将小儿抱正,小儿"哇"的一声哭开了。景岳断定铁钉已入肠胃,小儿父母早吓得六神无主,迭声哀求张景岳想想办法。

张景岳陷入沉思中,他记起《神农本草经》上有"铁畏朴硝"一句话,想出一个治疗方案。他取来活磁石一钱,朴硝二钱,研为细末,然后用熟猪油、蜂蜜调好,让小儿服下。不久,小儿解下一物,大如芋子,润滑无棱,药物护其表面,拨开一看,里面正包裹着误吞下的那枚铁钉。小儿父母感激不已,请教其中奥秘。

张景岳解释说:使用的朴硝、磁石、猪油、蜂蜜四药,互有联系,缺一不可。朴硝若没有吸铁的磁石就不能附在铁钉上;磁石若没有泻下的朴硝就不能逐出铁钉。猪油与蜂蜜的用处在于润滑肠道,使铁钉易于排出——蜂蜜还是小儿喜欢吃的调味剂。以上四药同功合力,裹护铁钉从肠道中排出。

小儿父母听完张景岳的话,若有所悟地说:"有道理! 难怪中医用药讲究配伍,原来各味药在方剂中起着各自重要作用哩!"

医德传承

惟是死生反掌,千里毫厘,攸系非轻,谈非容易。故不有精敏之思,不足以察隐;不有果敢之勇,不足以回天;不有圆融之智,不足以通变;不有坚持之守,不足以万全。凡此四者,缺一不可,必欲备之,则惟有穷理尽性,格物致知,以求圣人之心斯可也。

(张景岳《类经图翼·序》)

【译文】

只有医学可以起死回生,但毫厘差错,谬以千里,关系重大,谈何容易。所以不具有精细敏锐的思考,就不能明察隐幽奥妙的机理;没有果敢的勇气,就不能在危急的情况下挽救病人的生命;没有运转融通的智慧,就不能对多种病症随机应变;不坚定地遵守正确的医理法则,就不能达到理想的效果。以上四项缺一不可,如果想要具备这些,只有深入研究事物的性质和规律,了解事物的道理,具备高尚的道德,才有可能。

医不贵于能愈病,而贵于能愈难病;病不贵于能延医,而贵于能延真医。夫天下事,我能之,人亦能之,非难事也;天下病,我能愈之,人亦能愈之,非难病也。惟其事之难也,斯非常人之可知;病之难也,斯非常医所能疗。故必有非常之人,而后可为非常之事;必有非常之医,而后可疗非常之病。第以医之高下,殊有相悬。譬之升高者,上一层有一层之见,而下一层者不得而知之;行远者,进一步有一步之闻,而近一步者不得而知之。

(张景岳《景岳全书·病家两要说》)

【译文】

医生不因能治好病可贵,而因能治好疑难病症可贵;病人不因能请来医生可贵,而因能请来名副其实的医生可贵。天下的事情,我能胜任,别人也能胜任,这样的事不是难事;天下的病症,我能治好它,别人也能治好它,这样的病不是疑难病症。只有那个事情难办,才不是一般人能知晓的;那种病难治,才不是一般医生能治疗的。因此一定要有不平常的人,然后才可以办不平常的事;一定要有不平常的医生,然后才可以治疗不平常的病。只是因为医生的高明与低劣,有很大的差别。比如登高的人,高一层就有一层的视野,而低一层的人就不能知道上一层所见;走远路的人,前行一步就有一步的见闻,后一步的人就不能知道前一步的所闻。

历史评述

张景岳学术思想丰富,对后世影响深远且巨大,作为一代名家,他高尚的医德思想也为后学者所学习、借鉴。张景岳提出"医贵精一"的思想,既是温补派方法论的中心思想,也是医德的中心思想。历代医家对医生在临诊之际应具备的基本素养均作过探讨和论述,张景岳在《类经图翼·脉色类》中对此进行了非常详细的阐述和发挥,其内容与现今临床道德实际颇为切合,具有一定的参考价值。张景岳认为,医者临诊之际只有与周围人建立和睦关系,方可树立良好的医者形象,培养可贵可敬的医生大德。

第七章

传统医德思想的丰富与完善——明朝

明代医家辈出,他们不但著书立说,提出医学新见解,超越前人,而且在医学道德理论、实践上也有不俗的表现。明代医德内容更加丰富、完善,医德专论随之增加,论述医德的专篇及散在内容,较前代均有增加,涉及医学伦理学的诸多方面。许多医家践行医德的感人事迹也使他们成为后世的楷模,医德思想向更加深刻、成熟的方向发展,并产生了具有启蒙意义的新医德观念。明朝时期在中国传统医德思想史上具有总结性意义。

明代出现了许多论述医德的优秀文献。李梴在《医学入门》中专门论述了"习医规格",对医生的学习和品格修养提出了明确而具体的要求。李梴还将"不欺"作为医生的准则,他认为"欺则良知日以蔽塞,而医道终失;不欺则良知日益发扬,而医道愈昌"。徐春甫在《古今医统》中提出"医本仁术"的医德观念,以及"慎疾""慎医"、早期预防和治疗的科学主张,专列"庸医""时医""名医""论医"等篇,鞭挞违反医德的现象。龚信、龚廷贤父子都很重视医德研究,对医患关系和医生行为规范进行了全面论述。龚信在《古今医鉴》中关于"明医箴"论述,其子龚廷贤在《万病回春》中提出的"医家十要"和"病家十要"的观点,已是非常具体的医德规范。陈实功在《外科正宗·医家五戒十要》中关于医德规范的若干条例是行医的道德规范,美国1978年出版的《生命伦理学百科全书》将其列为古典医德文献。孙志宏的《简明医彀》中"业医须知"一篇,要求医者勿重财利,勿危言珍秘而索重价;对易治病勿故言难疗;对难治病勿故言易愈;不可只尽心富家,而忽慢贫家。

明代医德文献以医患关系为轴心,兼及医际关系,既考虑对医者的要求,又有对患者的提醒,较之西方古代医德文献更为全面。在资本主义萌芽出现的明代,这些文献的共同特点是反对金钱腐蚀,反对把医术作为单纯谋利的手段,对借医术敲诈财物的行径深恶痛绝,强调保持医学救死扶伤的崇高目的,保持医学为健康服务的功能。多数明代医家信守济世救人不为名利的医德原则,这一时期的医德论著反映了中国医德发展的日臻成熟。

刘 纯

医家简介

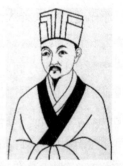

刘纯(1363－1489年),字景厚,号养正增老人,明代著名医学家。祖籍吴陵(今江苏泰州一带)。他是刘完素的九世孙,从医后笃志苦学,勤于临诊,在陕西、甘肃一带行医约四十年,医术精湛,著述颇丰,被誉为"神方妙术",享年一百二十六岁。死后其著作主要由陕西布政使司刊刻流传至今,撰有《医经小学》《玉机微义》《杂病治例》《伤寒治例》《成化咸宁景厚家学》等。

医史佳话

养生秘诀

刘纯历经六十多年的实践,落实"治未病"的理论,总结出预防疾病的养生十大要诀,他健康高寿,享年一百二十六岁。他在《短命条辨》里说:"经曰,正气存内,邪不可干。夫正气衰者有三:过饱,气恼,不劳。故尔养生者以十条克之。"第一条:早晨起床第一件事就是喝凉开水。这就是刘纯说的:"晨起胃气最弱,故尔饮凉水以激胃气。此为养生第一。"第二条:午饭先要喝猪蹄熬的保元汤,然后吃粗粮以及小菜。这就是刘纯说的:"午时喝保元汤勿食肉,进补而避肉毒。又进粗食小菜以裹肠毒,谓之七分饱。此为养生第二。"第三条:午饭之后要散步半小时,然后午睡。这就是刘纯说的:"饭后小憩,以养精神。此为养生第三。"第四条:午睡之后要喝果汁,这是补充维生素的时候。这就是刘纯说的:"小憩之后喝果汁,以滋血脉。此为养生第四。"第五条:下午要做健身。这就是刘纯说的:"申时动而汗出,喊叫为乐。此为养生第五。"第六条:不要吃晚饭。这就是刘纯说的:"过午不食,去肥气而养胃气。此为养生第六。"第七条:睡觉之前要烫脚。这就是刘纯说的:"临睡烫脚,温经络以升清气,清气升而不死。此为养生第七。"第八条:一个人必须有宗教信仰。刘纯说:"信佛而通达,通达而知足,知足而不恼,不恼而常乐,常乐而不病,故佛乃上工。此为养生第八。"第九条:性功能正常的人,每个月性交一次就可以了。这就是刘纯说的:"独睡而养精气,精气足而长寿,房事每月一次足矣。此为养生第九。"第十条:每个月要清肠一次。这就是刘纯说的:"人欲长生,肠欲常清。逢月圆而清肠,泻污浊而去毒。此为养生第十。"

医家十要

刘纯世代行医,知道行医当以医德为重,因此《兰室集·医家十要》就是告诫后世行医要以德为先,内容包括医生在医疗实践中应遵循的准则和在日常生活中为人处世的原则。

一、每日勤读医书,手不释卷,倘有良友,常宜请益。盖学海无尽,此乃务本之计。

二、早起晏眠,不可片时离店中。凡有抱病者至,必亲自诊视,用心发药,莫仍前,只靠郎中,惟务安闲。盖一日之计在于寅,一生之计在于勤。

三、照彼中乡原立价,一则有益于己,二则同道不怪。仍可饶药,不可减价。谚云:不怕你卖,只怕你坏。

四、行医及开首发药,当依经方写出药贴,不可杜撰药名,胡写秘方,受人驳问。

五、不可轻信人言，求为学官。盖尔只身年幼，难以支持，恐因虚名，而妨实利也。

六、同道中切宜谦和，不可傲慢于人。年尊者恭敬之，有学者师事之。倘有医头，但当义让，不可攘夺，致招怨谤。经云：礼之用，和为贵。

七、男治乎外，女治乎内，人之常也。家中事务，钱物出入，当令阃政掌管，庶可积蓄。仍置收支工作簿，以凭照用。倘有余，则辨首饰器皿，以备缓急。不可收买玩具，及不急什物，浪费钱财。

八、邻友人情，除亲丧、疾病、庆贺随众外，其余无紧要者当已之。一则省钱，二则不废生理。至于馈送之礼尚往来，不可求奇好胜。古人有云：广求不如俭用。

九、郎中磨作，量其所入，可用几人。莫言人多好看，工价虽廉，食用甚贵。

十、开筵会客，命妓作乐，非不美也。当有故而为之，量力而行之。若不守本业，惟务宴逸，其窘可待矣。及有行院干谒，送至茶笔扇帕之类，初焉便不可接，当赠汤药一二贴，连物回还，自然绝其后患，若图风流之报。故《太上经》曰：乐与饵，过客止。宜细末之。

刘纯说："……前十说，皆丹溪先生诲子修身齐家之节要，故直言而不文。当置之座隅，朝夕一览。倘能遵而行之，则可成家立业。若不听信，必有饥寒冻饿之忧，进退而难，悔将何及矣。"

医德传承

医事本吾儒之余事，可以济物，患难中可以防身。古人云，养道而已。切不可恃意妄为穿凿，与人为治，误人生命，不惟祸及自身，殃堕九祖尔。但以活人之心为心，本于因民之所利而利之，一则生意自有，二则祸患自无也。

（刘纯《杂病治例·兰室誓戒》）

【译文】

医疗是我们读书人的闲余之事，可以此帮助别人，也可以在患难中保护自身。古人所说，养道而已。切不可任意妄治，耽误了人家的性命，不仅祸及自身,还连累了先祖。只不过以救人之心,以病人利益为根本,这样才能有所救治而无祸患。

历史评述

博大精深的中医理论和实践是值得珍视的瑰宝之一,尤其在防治慢性病方面,刘纯博采众长,医道尤精,有很多独到的见解可供借鉴。医德修养方面,刘纯把朱丹溪的"医家十要"引入《杂病治例》,从读书、岗位职责、合理用药、同行互相理解和学习、邻友人情等方面论述了医生应有的修养,这些思想同样值得后人借鉴。

寇　平

医家简介

寇平(生卒年不详),字衡美,嵩阳(今河南登封)人。明儿科医家。博采群书,著有《全幼心鉴》,书中提出了"十全三德"的观点。

医史佳话

十全三德

寇平十分重视医德,他提出医生应当具备"十全三德"。所谓"十全",即"一要识字,二晓阴阳,三通运气,四辨浮沉,五知反恶,六会针灸,七尝药性,八观虚实,九要礼貌,十要人和"。所谓"三德","一德者深明仁义,博览经书,通三教之幽微,知性命之理趣,仁在昆虫之外,智超众人之前;二德者情性敦厚,道艺深沉,正直处德,心善无毒,艳色红妆,见如不睹,笙箫嘹亮,听若不闻,锦绣罗绮,观如流水,满堂金玉,视若浮云,千钟之禄不可费其志,万钟之贵不可损其心,不可为其财而损其德,不可为其利而损其仁;三德者痴聋喑哑不可以欺瞒,英雄豪杰不可以趋奉,富贵之家不可以犀象脑子以为圆,贫富之家不可以麻渣曲末以为散。高低无二药,贫富一般医。上不欺乎天,下不欺乎地,中不欺乎人,依方修合,积德救人"。"十全三德"强调医生应当具备过硬的专业知识和高尚的人格修养。

医德传承

为医者当自存好心,彼之病犹己之病……勿问贫富贵贱,则与善药,专以救人为念,以慕尊生乐道之意,造物者自祐之以福。

（寇平《全幼心鉴》）

【译文】

行医的人,应当心地善良,治愈别人的疾病时就好像病在自己身上一样……不管病人是贫富贵贱,都以救治病人为目的对症下药,以尊重生命为意旨,一定会得到上天庇佑的幸福。

历史评述

寇平劝诫医生以纯真善良的心态对待病人,以病人为本,一视同仁,一心救治,是对中华优秀传统医德一以贯之的继承和发扬。

万　全

医家简介

万全(1499－1582年),字事,名全仁,又名万密斋,豫章(今江西南昌)人,生于罗田(今属湖北)大河岸,明代著名医学家。世医出身,因科举失意,乃矢志医学,师承家授,荟萃众长,精通养生之道,尤为重视日常摄生颐养,亲身躬行,被康熙皇帝嘉封为"医圣"。万全总结整理了祖辈和自己的临床实践经验,写出了数十卷很有价值的医书,合为《万密斋医书十种》，凡一百零捌卷，七十余万字，对临床医学具有较高的参考价值，对养生保健、预防疾病、优生优育等方面具有独到见解，他提出"寡欲、慎动、法时、却疾"的养生理论，质朴意深，独具匠心，对日常调养保健具有重要的指导意义。

医史佳话

重义轻利

万全自幼习儒，儒家"仁"的思想贯穿于他的行医生涯。遇有求救，无论贵贱亲疏，也无论"亲至祈请""差人来带"或"亟召"，均不辞辛劳，一心赴救。如一新生儿患脐风，"迎予治之，许厚报之，且泣曰：予三十六岁得此一子也"。万全十分同情，丝毫不去计较所谓的"厚报"，投以至圣保命丹而愈。

"万氏小儿科"已远近闻名，若万全因一己之私而将医术秘传给子孙及门人必足以谋生，但古训"得其人乃传，非其人勿言"，选择传人必须慎之又慎，"夫医者，非仁爱之士，不可托也；非聪明理达，不可任也；非廉洁淳良，不可信也"。对此，晚年的万全清醒地认识到，"惜乎有子十人，未有能而行之者"，"恐其不能明、不能行"，痛下决心，"不与诸子"，宁可"万氏之泽未及四世而斩矣"。见利思义，毅然决然地致力于著书立说，舍一己私利以利天下，将万氏家传绝学公之于世。

庸医泛滥，唯利是图，往往狂悖妄谈，言大而诞，每致谋财害命。万全十分痛恨混迹于医生中的庸医，多次刻画其丑恶之姿，严词谴责贪婪之心。却总有患者不辨良莠，不听告诫，或盲目轻信，或无所适从。一子病泻十余日不止，病家唯恐万全不肯用心，取白金二两送礼。万全感到人格受到侮辱："予叹曰：不在利市，只在信我也。"耐心向病家解释，"治病惟究病理，法依理设，方依法制，药依方配，治大病以重剂，治小病以轻剂，岂敢妄为！"经精心治疗，一剂而愈。病家"泄止大悟，曰：良工不示以朴，信乎！"万全的至精至诚，终于使其赢得了病家的信赖与尊敬。

一子患咳嗽，其父与万全积有宿怨，"因与吾不合"，先后请数医，病延七月反重。事急不得已，才请万全。万全以活人为心，不计前嫌。经详察细审,告之能愈,但须假以一月。五剂后稍愈,然病家疑为故意拖延,遂改请他医。至病情加剧才悔不当初,再拜万全,祈请之心甚切。万全叹曰:"要我调治,必去嫌疑之心,专付托之任。"病家疑心不释,又搬出送礼的俗套,"取白金五两,权作利市,小儿好时,再补五两,不敢少,望先生用心。"弄得万全哭笑不得,诚恳劝慰:"只要专信我用我,使我治好了,不在谢之多少也。"病家这才专心听信。治疗十七日而愈,谢归。万全有如此胸襟,终能化解积怨。自古以来,医患之间最需要的是信任。而患者对医者的不满于今尤烈。寻找失落的诚信,是重建和谐医患关系的前提。

重义不讳言利

诊病归来,万全在自己的医案中常流露出悬壶济世的光荣与内心宁静的喜悦。如:张公子于初三日发热,诸医莫治,二十七日,受县大尹朱云阁之荐出诊,禀曰:"公子病势将退,但肺热未除耳。"予小阿胶散一剂,当晚喘止热退,能少少进食,病情转危为安。"二十九日,赐金驰驿而归"。让万全乘坐驿站的车马而归,好不风光。

再有一次,英山县大尹子病惊风,取至圣保命丹治之,搐止。"尹曰,名不虚传,果良医也。"对万全的精湛医术佩服之至,赞赏有加,"留住数日,厚待而归"。

还有一次,万全在友人家正确诊治了"拗哭"的孩子之后,"添酒灌醉而归"。成功医家的幸福体验,何其快哉。

收获最丰的一次,湖广右布政孙小姐泻两月犹未止,诸医治之不效。差人召万全,先进白术散作大剂以代汤,再以前方减干葛加陈皮调治半月而效,"公大喜,给札付冠带儒医匾,白金一十两。此万历元年九月初四日也,本县大尹唐百峰行之。"十两白金不菲矣,"儒医"匾额,对于万全来说更是最高的褒赏,足慰其平生之愿。

医德传承

医者,仁术也,博爱之心也,当以天地之心为心,视人之子犹己之子,勿以势利之心易之也。如使救人之疾而有所得，此一时之利也。苟能活人之多，则一世之功也。一时之利小，一世之功大，与其积利不若积功，故曰"古来医道通仙道，半积阴功半养身'"。

（万全《万密斋医学全书·育婴秘诀》）

【译文】

医学，是仁爱之术，博爱之心，应当以尊重天地之心为本心，视别人的孩子如同自己的孩子，不能以追求势利之心替代。假如救治了病患的疾苦而有所收获，这只是一时的利益。假如能使更多的病患存活，那就是一世的功德了。一时的利益少，一世的功德大，与其累积利益上的收获不如累积功德，所以说"自古以来医道与仙道相通，一半累积阴功一半修养身心。"

历史评述

万全重义守信而不讳言利，对于"利"需要淡泊宁静，不能放弃"义"的底线。义与利，并非冰炭不同途、水火不相容，从"义"出发的"利"本来无可非议。义利观就是如何看待伦理道德与物质利益的关系。医德评判必须参照当时社会的共识，脱离一定历史条件和社会现实进行不恰当的判断，反而会陷入"义或有不利"的泥淖。与万全同时代的李梴在《医学入门》中写道："不可过取重索，但当听其所酬。如病家亦贫，一毫不取，尤见其仁且廉也。"明代陈实功在《医家五戒十要》中要求："凡病家大小贫富人等，请视者便可往之，勿得迟延厌弃。"医院需要生存发展、提高经济效益和合理使用卫生资源，医生也有满足基本生活需求、保障知识更新与临床科研等需要，但这些需要应加以规范引导，以求合乎理性，通过"以义取利、以利济世"来履行职责，实现人生价值。医生要恪守职业道德，悲天悯人，处处为病人着想，尊重病人，时时对病人负责，与同道精诚合作，让每一位病人都能得到尽心治疗。作为一种职业，医生无法抹除谋生手段的烙印，但应有求真、崇善、尚美的人文价值追求，树立正确的义利观，这样才有助于指明方向，升华境界，激发积极性与创造力。随着时间的推移、医改的深入，在继承和发扬中华优良传统医德的同时，医德规范正在逐渐重建。

李时珍

医家简介

李时珍(1518－1593 年),字东璧,号濒湖,湖北蕲春县人,明代著名医药学家。他参考历代有关医药及其学术书籍八百余种,结合自身经验和调查研究,考古证今,穷究物理,历时二十七年,三易其稿,于明万历十八年(1590 年)完成了一百九十二万字的巨著《本草纲目》。《本草纲目》是我国古代药物学的总结性巨著,在国内外均有很高的评价,在世界上广泛流传,至今仍是一部有着重大学术价值的古代科学文献。李时珍是世界公认的杰出的自然科学家。

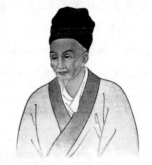

医史佳话

皇皇巨著

李时珍十四岁中秀才,三次赴武昌乡试未中,受家庭熏陶,决心弃儒学医,医名日盛。1551 年,李时珍因治好富顺王朱厚焜儿子的病而医名大显,被武昌的楚王朱英㷿聘为王府的"奉祠正",兼管良医所事务,后又被推荐上京任太医院判。

李时珍念本草一书历代注解者谬误亦多,遂考古证今,辨疑订误,广采博收群书,自 1552 年开始搜集材料,为编著《本草纲目》作准备,在编写《本草纲目》过程中,他脚穿草鞋,身背药篓,带着学生和儿子建元,翻山越岭,访医采药,足迹遍及河南、河北、江苏、安徽、江西、湖北等广大地区,自嘉靖三十一年(1552 年)至万历六年(1578 年),历时二十七载,三易其稿,著成《本草纲目》五十二卷。这部伟大的著作吸收了历代本草著作的精华,尽可能纠正了以前的错误,补充了不足,并有很多重要发现和突破,是截止到16世纪中国最系统、最完整、最科学的一部医药学著作。

药理实验

李时珍非常注重实践,聪颖博达,经常创造出一些奇特的方法来验证中药的作用。他发现一本书上说野苎麻叶能够治疗瘀血症。于是,他找了两杯生猪血来做实验。一杯生猪血中放了野苎麻叶的粉末,另一杯则什么都没有放。过了一会儿,放了野苎麻叶粉末的生猪血没有凝固,而作为对照的那杯生猪血却非常快地凝固了,野苎麻叶治疗瘀血的作用得到初步证实。李时珍又深入思考:上面的实验仅是证实野苎麻叶可以防凝,那么,对已经形成的瘀血块,它又有哪些作用呢? 于是,他又将苎麻叶粉末置于刚刚凝固的血块中,血块竟缓慢地溶化成血水! 这进一步证实苎麻叶还具有化瘀的功效。这个药理学试验用今天的标准来衡量亦是有较高水平的。李时珍这方面的故事还有许多。为了检验中药凤仙子是否具有透骨软坚的作用,他将数十粒凤仙子放进煮沸的鱼汤中,快速将鱼捞起,发现鱼骨变得酥烂,证实了凤仙子具有软坚作用。他还有意识地用捣烂的银杏去清洗沾满油腻的器皿,发现它有去除油腻的作用,由此类推证实银杏入肺可除痰浊。

历史评述

中国医药学是一个伟大的宝库,蕴藏着许多珍贵的医学遗产。中国古代长期积累起来的药物知识大部分载入历代的本草书籍中。《本草纲目》不仅为中国药物学的发展作出了重大贡献,而且对世界医药学、植物学、动物学、矿物学、化学的发展也产生了深远影响。该书出版后很快就传到日本,以后又流传到欧美各国,先后被译成日、法、德、英、拉丁、俄、朝鲜等十余种文字在国外出版,传遍五大洲。早在1951年维也纳举行的世界和平理事会上,李时珍即被列为古代世界名人;他的大理石雕像屹立在莫斯科大学的长廊上。《本草纲目》不仅对中医药学具有极大贡献,而且对世界自然科学的发展也起了巨大的推动作用,被誉为"东方医药巨典",英国著名生物学家达尔文也曾受益于《本草纲目》,称它为"中国古代百科全书"。

虽然很多人因为李时珍在中药学上的重大贡献而将其推为"药王",却忽略了他在治病救人、为医为人方面也堪称典范。李时珍编著《本草纲目》时一路考察,一路为父老乡亲们治病,几十年如一日,深受人们尊敬,在医学的道路上艰难跋涉,终于实现了他梦寐以求的理想,体现了一代医圣的风范。

徐春甫

医家简介

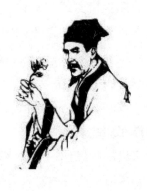

徐春甫(1520—1596 年),字汝元,号东皋,又号思敏、思鹤。祁门(今安徽歙县)人,出身于诗书之家,早年攻举业,因苦学失养,体弱多疾,遂改攻医,他一生精勤笃学,著述甚丰。有《妇科心镜》《螽斯广育》等著作,其中以《古今医统》影响最大。

医史佳话

创建一体堂宅仁医会

徐春甫从小受儒学熏陶至深,"性高迈爽恺,言论叠叠不倦,有古逸士风",少年游历求道,博览医著,医术精进,壮年寓居北京,嘉靖年间应诏治愈了穆贵妃危症,而受聘太医院吏目之职。隆庆二年(1568 年),他充分利用任太医院医官的机会,效仿当时孔门"以文会友,以友辅仁"的文会形式,广泛联络召集客居游学、肄业或供职顺天府的同道四十六人,"集天下之医客都下者,立成宅仁之会",以交流学术,切磋技艺。医乃仁术,以仁为本,宅心仁厚,方可业医,故医家必有诚意、恒德、忘利、恤贫之道德,戒徇私谋利之弊端;医家还要有善相助、过相规的勇气,存济世之心,关怀病人疾苦,从而开创一代医德新风尚,所以他给医会取名"宅仁"。冠以"一体堂"之名,亦有深意,汉儒董仲舒尝谓:"视人之疾,犹己一体。究其医治之理,乃尽厥心。"儒家倡"正谊不谋利、明道不求功",体现医家视人疾犹己的思想,待患者若亲人的仁爱精神,故以此为堂名。

一体堂宅仁医会是我国最早的医学团体,集皖、苏、浙、湖、闽等八省区的太医、名医四十六客居京都者,医会设立条款章程,强调治学态度与学术指导思想,申述治学方法及内容要点,提倡良好的医德医风和端正的医疗态度,以此规范会员的职业道德,十分重视高尚的医德修养对治病救人的重要性。一体堂宅仁医会的设立比中华医学会成立早三百四十七年,比意大利山猫学会早三十五年,是世界医学史上医学会的先驱组织,也是世界上第一个民间科技团体。如果说一体堂宅仁医会为后世树立了规范医德医风的榜样,那么徐春甫可谓厥功至伟。

编撰《古今医统》

徐春甫一生精勤笃学,著述甚丰。他在习医过程中,深感古今医书典籍浩瀚,加之辗转抄刻,讹误严重,决心对前人医著进行整理。他从《内经》入手,对秦汉以来医学方面的重要典籍进行校正,取各家之长,分门别类归纳整理,经历数十年,编成《古今医统》。《古今医统》又名《古今医统大全》,概括了明代以前我国重要的医学典籍和医学成就,全书共一百卷,一百八十五万字,"上下数千年间,圣儒哲匠,绝殆尽",被列为我国医学史上十大医学全书之一。《古今医统大全》是徐春甫对医学的重大贡献,影响深远,日本医家在许多重要医学著作中均大量引用该书内容,至今医界仍公认《古今医统大全》是一部融古通今、博大精深的皇皇巨著。

医德传承

医以活人为心,故曰医仁术。有疾而求疗,不啻求救焚溺于水火也,医当仁慈之术,须披发撄冠而往救之可也。否则焦濡之祸及,宁为仁人之安忍乎?切有医者,乘人之急而诈取货财,是则孜孜为利,跖之徒也,岂仁术而然哉!(陆宣公论)

(徐春甫《古今医统大全·医道》)

【译文】

　　医者以救人性命为目的，所以称医学为仁术。有病人求治如同救人于水火，医学是仁慈之术，医者应当披发撄冠前往积极救治，否则会造成大的损害，难道作为仁医能够安心吗？有的医者乘病人之危榨取钱财，一心获取他人财物，这是无德小人所为，哪里是仁爱之术呢？（陆宣公论）

　　医本活人，学之不精，反为夭折。

（徐春甫《古今医统大全·医道》）

【译文】

　　医学本来是救治病人的，如果学医不精，反而会害人性命。

　　间有无知辈，窃世医之名，抄验成方，略记《难经》《脉诀》不过三者尽之，自信学医无难矣。此外唯修边幅，饰以衣骑，习以口给，谄媚豪门，巧彰虚誉，摇摇自满，适以骇俗。一遇识者洞见肺肝，掣肘莫能施其巧，犹面谀而背诽之。又认同列看书访学，徒自劳苦。凡有治疗，率尔狂诞，妄投药剂。偶尔侥效，需索百端，凡有误伤，则曰尽命。俗多习此为套，而曰学医无难，岂其然乎？……故甫（徐春甫）告诫子弟：医惟大道之奥，性命存焉。凡业者必要精心研究，以抵于极，毋谓易以欺人，惟图侥幸。道艺自精，必有知者，总不谋利于人，自有正谊在己。

（徐春甫《古今医统大全·医道》）

【译文】

　　世间有无知之辈，以祖传世医之名，抄袭已有方剂，稍稍懂一点《难经》《脉诀》，就扬言医学没有什么难的，专注于外表穿着打扮，习得能言善辩，向豪门权贵谄媚，巧夺虚名，招摇过市，欺骗世人。一旦遇到识破其伎俩并使其伎俩不能施展者，就当面恭维而背后诽谤他，还讥笑喜爱读书求学的同行，认为他们是自寻劳苦。只要有治疗，就草率行事，狂妄怪诞，盲目施药。偶尔有了疗效，就想尽办法向病人索要。只要是误伤了病人，就说命该如此。世人都习惯了这些俗套，说学医没有什么难的，其实哪里是这样呢？……所以徐春甫告诫子弟：学医的宗旨就在于拯救人的性命，凡是从医之人必须细心研究，精益求精，千万不要以为学医容易来欺骗世人，只图侥幸。只要有高尚的医道，精湛的医技，总会有人知道和认同的,即便不总是能够谋利于人,公正自在人心。

历史评述

徐春甫一生治学严谨,勤勉从医,学有建树,对医学史有着深远影响。他认为"学问始乎诚意",要有纯一不二的精神,读书必细心揣摩其理,一诊一视,一方一药,均穷其要领而后用。徐春甫是民间医药学术团体"一体堂宅仁医会"的发起人和创办者,他关心医德建设,一体堂宅仁医会会员自愿遵循章程条款,自我约束,修身养性,努力成为合乎儒家规范的良医。抱着这样宗旨的团体,即使以今天的眼光来看,仍然是高尚而令人钦佩的。

龚廷贤

医家简介

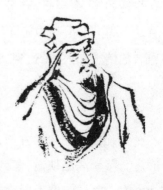

龚廷贤(1522－1619 年),江西金溪人,明代著名医学家。善于总结继承家传诊疗实践经验,并虚心向别人学习,博采众家之长,贯通医理。经过长年累月的刻苦钻研及临床实践,至成年后,无论是内科、外科,还是妇科、儿科都精熟,尤擅长儿科。

医史佳话

医者情怀

龚廷贤受家庭影响,从小爱好医学,虽曾习举子业,屡试不中,转而随父学医,继承祖业,以"良医济世,功同良相"自励。日间从事诊治,余暇攻读医书。既博览历代医书,自《内经》以下,莫不穷源究委;又善于总结继承家传诊疗实践经验,虚心向别人学习,博采众家之长,贯通医理。

龚廷贤承家学在各地行医,治疗了很多达官贵人的疾病,他并不以此为荣,他轻名禄,讲医德,他说:"凡为医者,性存温雅,志必谦恭,动须礼节,举乃和柔,无自妄尊,不可矫饰""长于吾者,以母视之;少于吾者,以女视之,不敢稍萌妄念。"

一女子因丧夫悲痛万分,整天哭泣不休,最后病倒了。腹胀,六脉俱弦,气喘食少,身体瘦弱。龚廷贤认为,无情之草木金石,不能治有情之病,只有为患者开导解结,使她心情愉快,病才能轻松治愈。龚廷贤安抚患者说:"汝夫已殁,汝子已失其养。汝若再死,汝子岂不更无所赖乎?如此则不独无益于夫,而反害其子。汝应尽教子之职,不可死,亦不可病。今之病必须情志舒畅而后可愈。"一席话让女子清醒了,止住了哭泣。然后,他用了十几剂"解郁方"后,患者痊愈。这是一种人文情怀的体现,是名医身上的一种重要品格。与医术相比,它不只是医德的体现,更是一种高层次的精神境界。与孙思邈的"人命至重,有贵千金"一样,龚廷贤的"病家求医,寄以生死""积善有功,常存阴德,可以延年",都集中体现了这种人文情怀。龚廷贤强调尊重患者的情感和人格,达到一种崇高的境界,这也是当今医者所缺乏的。

医林状元

大凡良医都精于方剂,才能做到药到病除,就像作战得用精兵良将才能取胜。医学浩如烟海,要做到得心应手、精益求精并非易事,既要有悟性还要勤奋。龚廷贤深得父亲真传,又能遍读医学精典,加上虚心寻师访贤,潜心研究,久而久之他把各门各派医术融会贯通。他日间行医,早晚认真研究医理,在实践中及时总结经验。万历十四年(1586年),在中州大梁(开封)行医时,正赶上那里疠疫流行,由于当地的医生多墨守成规,照本宣科,用虚热气虚之方,疗效甚微。而龚廷贤却凭着自己的才识,辨证施治,他认为初起时疫温热病,热邪较盛,形气俱实,于是,他不拘泥他人之法,仅以牙皂十八钱、大黄三十六钱救活了很多人。此方后来写进《万病回春》一书,他给方剂取了个挺有趣的名字叫"二圣救苦丸",龚廷贤也因此名声大振。

万历二十一年(1593年),鲁王妃患膨胀病,腹大如鼓,左肋积块刺痛,坐卧不宁。经太医多方治疗,均不见效,生命垂危。召龚廷贤诊治,经诊脉开方,对症下药,终获痊愈。鲁王大喜,称之为国手,以千金酬谢,龚廷贤不受,而是希望将自己多年所集医方加以刊刻,以利后世。鲁王对于他的这种高尚品德甚为赞赏,愿意出资赞助。于是,龚廷贤将自己的医方和鲁府所藏秘方编在一起,于1594年刊刻出版,书名就叫《鲁府禁方》,这部书流传至今。万历皇帝还特赐双龙"医林状元"匾额一块以示嘉奖。

医德传承

医家十要

一存仁心,乃是良箴,博施济众,惠泽斯深。二通儒道,儒医世宝,道理贵明,群书当考。三精脉理,宜分表里,指下既明,沉疴可起。四识病原,生死敢言,医家至此,始是专门。五知运气,以明岁序,补泻温凉,按时处治。六明经络,认病不错,脏腑洞然,今之扁鹊。七识药性,立方应病,不辨温凉,恐伤生命。八会炮制,火候详细,太过不及,安危所系。九莫嫉妒,因人好恶,天理昭然,速当悔悟。十勿重利,当有仁义,贫富虽殊,药施无二。

病家十要

一择明医,于病有裨,不可不慎,生死相随。二肯服药,诸病可却,有等愚人,自家担搁。三宜早治,始则容易,履霜不谨,坚冰即至。四绝空房,自然无疾,倘若犯之,神医无术。五戒恼怒,必须省悟,怒则火起,难以救获。六息妄怒,须当静养,念虑一除,精神自爽。七节饮食,调理有则,过则伤神,太饱难克。八慎起居,交际当祛,稍若劳役,元气愈虚。九莫信邪,信之则差,异端诳诱,惑乱人家。十勿惜费,惜之何谓,请问君家,命财孰贵?

(龚廷贤《万病回春·云林暇笔》)

医家病家通病

南方人有患病者，每延医至家诊视后，止索一方，令人购药于市。不论药之真伪，有无炮制辄用。服之不效，不责己之非，惟责医之庸，明日遂易一医。如是者数，致使病症愈增，而医人亦惑乱，莫知其所以误也。吁！此由病家之过欤，抑医家之不明欤？

北方人有患病者，每延医至家，不论病之轻重，乃援一二金而索一二剂，刻时奏效。否则，即复他求，朝秦暮楚。殊不知人禀有虚实，病感有浅深，且夫感冒腠理之疾，一二剂可愈。至于内伤劳瘵之症，岂可以一二剂可愈哉？此习俗之弊，误于人者多矣，惟智者辨之。

医道，古称仙道也。原为活人，今世之医，多不知此义。每于富者用心，贫者忽略，此非医者之恒情，殆非仁术也。以余论之，医乃生死所寄，责任匪轻，岂可因其贫富而我之薄厚哉？告我同志者，当以太上好生之德为心，慎勿论贫富。均是活人，是亦阴功也。

凡病家延医，乃寄之以生死，礼当敬重，慎勿轻藐。贫富不在论财，自尽其诚，稍亵之，则非重命者耳。更有等背义之徒，本得医人之力，病愈思财，假言昨作何福易某人之药。所为吝财之计，终不归功于一人。吁！使不得其利，又不得其名，此辈之心，亦不仁之甚矣。

常见今时之人，每求医治，令患者卧于暗室帷幞之中，并不告以所患，止令切脉。至于妇人，多不之见，岂能察其声色？更以锦帕之类护其手，而医者又不屑于问，纵使问之，亦不说，此非所以求其愈病，将欲难其医乎！殊不知古之神医，尚且以望、闻、问、切四者，缺一不可识病。况今之医未必如古之神，安得以一切脉而洞知肺腑也邪？余书此，奉告世之患病者，延医至家，罄告其所患，令医者对症切脉，了然无疑，则用药无不效矣。昔东坡云："吾求愈疾而已，岂以困医为事哉！"

吾道中有等无行之徒，专一夸己之长，形人之短。每至病家，不问疾疴，惟毁前医之过，以骇患者。设使前医用药尽是，何复他求？盖为一时，或有所偏，未能奏效，岂可概将前药为庸邪？夫医乃仁道，况授受相传，原系一体同道，虽有毫末之差，彼此亦当护庇。慎勿訾毁，斯不失忠厚之心也。戒之戒之！

（龚廷贤《万病回春·云林暇笔》）

历史评述

　　龚廷贤一生行医六十多年,曾言"良医济世,功与良相等",既善于继承家传医术,又不断总结自己的诊疗实践经验,并且能够虚心向别人学习,兼采各位医家之长,充实自己。经过长年累月的刻苦钻研和临床实践,精于内、外、妇、儿各科,以其著作丰富了中医宝库,为繁荣世界医学事业作出了可贵的贡献,被誉为"回天国手"。龚廷贤不以千金为贵,而以医书为重,实在是利在当时,功在万世的事情。龚廷贤总结的《医家十要》,也是医生提高自身修养,增进知识技能的经验之谈,至今也有借鉴价值。这些有关医生修养的论述,说明要成为一个高明的医学家,只有勤学苦练,心存仁爱,志在救济,才能大有作为。

陈实功

医家简介

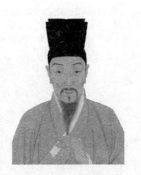

　　陈实功(1555－1636年),字毓仁,号若虚,江苏南通人,明代著名外科学家,自幼精研外科医术,陈实功从事外科四十余载,治愈了不少疑难杂症,积累了丰富的治病经验。于1617年编著《外科正宗》一书,向以"列症最详,论治最精"著称,反映了明朝时期我国外科学的重要成就。

医史佳话

医术精湛

　　陈实功幼年多病,少年时期即开始习医,所阅书籍涵盖古代文化、哲学、理学等,古今前贤的著作以及历代名医的理论、病案等一类书籍,他更是勤学苦读,爱不释手。他把自己在行医实践中获得的一些经验与古人的治病方法相结合,总结出一套适合于大众、切实可行的理论,改变了过去外科只重技巧而不深研医理的状况,在发展外科医学方面起到了重要作用。他曾为一年逾七旬的乡官治病,乡官右背发疮八天,疮微肿,色淡不红,势若龟形,根漫不耸,他认为是年老气血衰弱的原因,遂用排脓换药、营养补充、饮食调理,内外治法并用,注重调理脾胃与气血,经过七十五天而治愈。由于他医术高明,名声大震,登门求医者络绎不绝。

明万历年间流传陈实功以诗治病的故事。陈实功为邻居妇女治病,患者上吐下泻,卧床不起,陈实功详察病情,沉思一番,开一处方,当面嘱咐:"依鄙医所见,大嫂并无大病,实乃懒则积脏,脏则致病,唯有按此方常服,方能保持安康。"病妇顿时羞愧,无地自容。药方是一首诗:"粗茶淡饭农家宴,织布裁衣女中贤;肮脏入口多病邪,脱懒换勤校康健。"妇人看罢,羞愧万分,照"方"服"药",一改懒散旧习,勤谨持家,讲究卫生,不久病即痊愈。

陈实功对癌肿也有深刻认识,他对癌肿进行了分类,在论述病因时,他指出,忧郁、心所愿不志以及不良刺激等因素是重要原因。他的这些见解使中医对癌肿的认识明显提高了一步,一些论述至今还有科学价值。

著书立说

为了让外科医学能够引起更多人的重视,使更多的行医者掌握方法技巧,陈实功不顾晚年身体虚弱,根据自己多年行医的丰富经验和明朝以前外科医学方面的成就,于明万历四十五年(1617 年)撰写了重要的外科医学著作《外科正宗》。全书共二十余万字,分四卷,较为系统地总结了自唐代到明代外科诊疗方面的成就,从病痛的根源、诊断到外科常见疾病,从各家病因理学说到临床症状和特点,以及各种病症的治疗方法,手术的适应证、禁忌等,都分析详尽,论治精辟,治法得当,并附若干医案,令人信服,这些研究和探索十分珍贵,充分代表了明代我国外科医学的巨大成就,也是陈实功学术思想的集中体现,至今对现代临床治疗仍有一定的启示意义,具有较高的学术研究价值,是中医外科的经典著作。

养生五德

陈实功把医术作为"仁术"，在他看来，"德为福寿之本"，如果不注重道德修养，既不能延寿，也不能得福。所以讲究养生，必须注重道德修养。他特地制订了"五戒十要"作为从医律己的道德规范，谆谆教导后世学医者要加强思想修养，端正举止言行，处理好同行关系，既要医德高尚，又要医术精湛。他自己就是一位医德医术兼优的典范。陈实功享年八十多岁，其养生之术为"五德"：

明理修德。陈实功认为，医家应先学理，后学医。首先学会怎样做人，怎样做一个道德高尚的人，然后行医。他本人知识渊博，读书明理，是当时外科医术高明、济世救人的良医，受到人们敬重。

同行相敬。陈实功深恶医界一些同行互相轻贬、辱人誉己、钩心斗角、医术守密的不良风气，竭力提倡医家互敬互让，并身体力行。他说："凡乡井同道之士，不可生轻侮傲慢之心，切要谦和谨慎，年长者恭敬之，有学者师事之，骄傲者逊让之，不及者荐拔之。如此自无谤怨，信和为贵也。"陈实功所倡导的医界同行之间的职业道德规范，不仅在古代，即便在现代仍有借鉴价值。

养生锻炼。陈实功因医术高明，尤其精于外科，急重病人求他救治的很多，医疗工作十分忙碌，但他在忙碌的医事活动中，仍挤时间坚持锻炼。他说："人之不惜元气，斫丧太过，百病生焉。"在繁忙的医疗工作之余，他就进行锻炼以活动筋骨。

坚持"五戒"。陈实功严格要求自己，为病家合药，不得以次换好；到病家出诊，不得夸物之好，暗示索要；治好病人，不得求取酬谢之礼；为妇女孀尼看病，必须有侍者在场；有不便之患，严肃诚恳诊察，并为病家保密。

广施仁术。陈实功为人治病不分贫富贵贱，一视同仁。为贫困之家诊病，不收诊费，而且奉药。对一些贫病交加处于困境的患者，不但不收取医药费用，悉心医治，还慷慨解囊，赠以钱物相助。

医家五戒十要

【五戒】

一戒：凡病家大小贫富人等，请视者便可往之，勿得迟延厌弃，欲往而不往，不为平易。药金毋论轻重有无，当尽力一例施与，自然生意日增，毋伤方寸。

二戒：凡视妇女及孀妇尼僧人等，必候侍者在旁，然后入房诊视，倘旁无伴，不可自看。假有不便之患，更宜真诚窥视，虽对内人不可谈，此因闺阃故也。

三戒：不得出脱病家珠珀珍贵等送家合药，以虚存假换，如果该用，令彼自制人之。倘服不效，自无疑谤，亦不得称赞彼家物色之好，凡此等，非君子也。

四戒：凡为医者，不可行乐登山，携酒游玩，又不可片时离去店中。凡有抱病至者，必当亲视用意发药，又要依经写出药帖，必不可杜撰药方，受人驳问。

五戒：凡娼妓及私伙家请看，亦当正己视如良家子女，不可他意儿戏，以取不正，视必便回。贫窘者药金可璧，病回只可与药，不可再去，以图邪淫之报。

【十要】

一要：先知儒理，然后方知医业，或内或外，勤读先古明医确论之书，须且夕手不释卷，一一参明融化机变，印之在心，慧之于目。凡临症时自无差谬矣。

二要：选买药品，必遵雷公炮灸，药有依方修合者，又有因病随时加减者，汤散宜近备，丸丹须预制，膏药愈久愈灵，线药越陈越异，药不吝珍，终久必济。

三要：凡邻井同道之士，不可轻侮傲慢与人，切要谦和谨慎，年尊者恭敬之，有学者师事之，骄傲者逊让之，不及者荐拔之，如此自无谤怨，信和为贵也。

四要：治家与治病同，人之不惜元气，斫丧太过，百病生焉，轻则支离身体，重则丧命。治家若不固根本而奢华，费用太过，流荡日生，轻则无积，重则贫窘。

五要：人之受命于天，不可负天之命。凡欲进取，当知彼心愿否，体认天道顺逆，凡顺取，人缘相庆。逆取，子孙不吉。为人何不轻利远害，以防还报之业也？

六要：凡里中亲友人情，除婚丧疾病庆贺外，其余家务，至于馈送来往之礼，不可求奇好胜，凡餐只可一鱼一菜，一则省费，二则惜禄，谓广求不如俭用。

七要：贫窘之家及游食僧道衙门差役人等，凡来看病，不可要他药钱，只当奉药。再遇贫难者，当量力微赠，方为仁术。不然有药而无火食者，其命亦难。

八要：凡有所蓄，随其大小，便当置买产业以为根本，不可收买玩器及不紧物件，浪费钱财。又不可做八银会酒会，有妨生意，必当一例禁之，自绝谤怨。

九要：凡店中所用各样物具，俱要精备齐整，不可临时缺少。又古今前贤书籍，及近时名公新刊医理词说，必寻参阅以进学问，此诚为医家之本务也。

十要：凡奉官衙所请，必当速去，毋得怠缓，要诚意恭敬，告明病源，开具方药。病愈之后，不得图求匾礼，亦不得言说民情，致生罪戾，闲不近公，自当守法。

历史评述

陈实功极重医学道德，他倡导"医家五戒十要"，并编入《外科正宗》。实践中，对于"五戒十要"，他身体力行，认为"医者仁术，惟在一点心，何须三寸舌"。他对年老贫病者不计报酬，曾主动登门治好一位背生恶疮、已奄奄待毙的老妇。乡人称颂他，他却说："吾不过方伎中一人耳，此业终吾之身，施亦有限，人之好善，谁不如我。"

陈实功不仅医术高明,而且医德高尚,乐善好施。地方上一些名人都赞他"慷慨重言诺,仁爱不矜,不张言灾祸以伤人之心,不虚高气岸难人之请,不多言夸严以钩人之贿,不厚求拜谢以殖己之私。"南通至今还流传着陈实功建桥修桥的故事:今天南大街的中远桥,原名通济桥,为水式吊桥。明天启元年(1621年),陈实功见木桥已坏,就将其改建为石桥,名通济桥。又因此桥在当时为最长的桥,故名"长桥"。后人感陈实功建桥的功德,曾名纪功桥。相传陈实功为苏州巡抚慕天颜之母治好了病,慕天颜要重谢,陈实功说,看病不是为了钱,乃为救人生命,只希望能将南通城南的木吊桥修成石桥。慕天颜应诺,挽留陈在府内小住,待陈实功回通州时,濠河南吊桥已改建成一座石砌的长桥了。陈实功在南通共建造了两座石桥,三座木桥。他一生为南通做了很多好事,难怪在他八十二岁去世时,"通人无少长,靡不陨涕云"。

如今在陈实功经常采集中草药的剑山西北半坡上,矗立着一座黑色大理石纪念碑,这是为纪念陈实功逝世350周年忌辰所立,阳面镌刻:"明代杰出外科医学家陈实功先生纪念碑",阴面为碑文,由南通书法家吴沐初手书。碑身连同底座高2.5米,坐北朝南,雕饰典雅,庄严肃穆。周围松柏掩映,环境幽静,成为一处著名的人文景观。

李　梴

医家简介

李梴(生卒年不详),字健斋,南丰(今江西南丰)人,明代医学家,青年时期因病学医,博览群书,勤于临床,医声斐然。晚年因感初学者苦无门径可寻,乃收集医书数十家,"论其要,括其词,发其隐而类编之",著成《医学入门》八卷,取材切于实用,对医学普及有一定的促进作用。

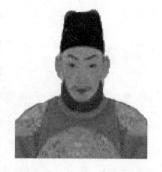

医德传承

习医规格

隆庆辛未冬,卢子廷和、何子明善、李子星、侄时思,相聚一堂而请曰:《入门》书已成帙,可无规格以习之乎? 予曰:医司人命,非质实而无伪,性静而有恒,真知阴功之趣者,未可轻易以习医。志既立矣,却可商量用工。

每早对《先天图》静坐,玩读《孝经》《论语》、小学;大有资力者,次及全部《四书》、古《易》白文及《书经》《洪范》《无逸》《尧典》。(理会大意,不必强记。)盖医出于儒,非读书明理,终是庸俗昏昧,不能疏通变化。

每午将《入门》大字从头至尾,逐段诵读,必一字不遗,若出诸口。(如欲专小科,则亦不可不读大科;欲专外科,亦不可不读内科。盖因此识彼则有之,未有通于彼而塞于此者。惟经涉浅深生熟,故有分科不同。)熟读后,潜思默想,究竟其间意义。稍有疑难,检阅古今名家方书,以广闻见;或就有德高明之士,委曲请问。陶节庵云:但不与俗人言耳。盖方药而外于《本草》,理趣而外于《素》《难》及张、刘、李、朱。纵有小方捷法,终不是大家数,慎不可为其诬惑。

《入门》书既融会贯通,而后可成一小医。愈加静坐,玩读儒书,稍知阴阳消长,以己验人,由亲及疏,自料作车于室,天下合辙,然后可以应人之求。及其行持,尤不可无定规,每五鼓清心静坐,及早起仍玩儒书一二,以雪心源。(时时不失平旦之气为妙。)

及其为人诊视,先问证起何日,从头至足,照依伤寒初证、杂证及内外伤辨法,逐一详问。证虽重而门类明白者,不须诊脉,亦可议方;证虽轻而题目未定者,必须仔细察脉。(男必先左后右,女必先右后左,所以顺阴阳升降也。)先单看以知各经隐曲,次总看以决虚实死生。既诊后对病家言必以实,或虚或实,可治、易治、难治,说出几分证候,以验自己精神;如有察未及者,直令说明,不可牵强文饰,务宜从容拟议,不可急迫激切,以致恐吓。如诊妇女,须托其至亲,先问证色与舌及所饮食,然后随其所便,或证重而就床隔帐诊之,或证轻而就门隔帷诊之,亦必以薄纱罩手。(贫家不便,医者自袖薄纱。)寡妇室女,愈加敬谨,此非小节。

及其论病,须明白开谕辨折,断其为内伤外感,或属杂病,或属阴虚,或内伤而兼外感几分,或外感而兼内伤几分。

论方据脉下所定,不可少有隐秘,依古成法,参酌时宜、年纪与所处顺逆及曾服某药否。(女人经水胎产,男子房室劳逸。)虽本于古而不泥于古,真如见其脏腑,然后此心无疑于人,亦不枉误。

用药之际,尤宜仔细。(某经病,以某药为君,某为监制,某为引使。)丸剂料本当出自医家,庶乎新陈炮炙,一一合则。况紧急丸散,岂病家所能卒办?但有病家必欲自制者,听其意向,须依《本草》注下古法修合,不可逞巧以伤药力。

病机稍有疑滞,而药不甚效者,姑待五鼓静坐,潜心推究其源,再为诊察改方,必无不愈。

治病既愈,亦医家分内事也。纵守清素,藉此治生,亦不可过取重索,但当听其所酬。如病家亦贫,一毫不取,尤见其仁且廉也。盖人不能报,天必报之,如是而立心,而术有不明不行者哉!

明善又进而言曰:先生之教悉矣,但不识某等业可以成次否?曰:子皆故家业儒,又多精明警敏,他日大有所悟。烦将《素问》《本草》,并《东垣十书》、刘河间《原病式》,删繁校正;更赖四方贤哲,将前经书本草,合为医学大全,古今方论,愁皆附入,或作笺注,然后医书儒籍并明于昭代,亦不负为中土之人也。

明善曰:有见而后可以著书,小子能知《入门》足矣。曰:《入门》不过《捷径》之类耳。况集书与著书不同,如张、刘、李、朱发前人未发,乃独得之见,真可爱而可传也。若某所集,不过古人陈言而类次之耳。放下笔墨,己不识其中意义者有之;若任为己见,冒负虚名,深可惭惧!况病骨棱层,未尝见诸躬行。惟一念好生,欲与同志共守内外门户,不致差谬太甚耳。若必欲知之真而行之熟,惟子与卢友尚其勉之。

卢子又进而言曰:蔼质弱且钝,敢丐一言为约,曰:不欺而已矣。读《入门》书,而不从头至尾灵精熟得一方一论,而便谓能医者,欺也;熟读而不思悟融会贯通者,欺也;悟后而不早起静坐调息,以为诊视之地者,欺也;诊脉而不以实告者,欺也;论方用药,潦草而不精详者,欺也;病愈后而希望贪求,不脱市井风味者,欺也!(盖不患医之无利,特患医之不明耳。)屡用屡验,而心有所得,不纂集以补报天地,公于人人者,亦欺也。欺则良知日以蔽塞,而医道终失;不欺则良知日益发扬,而医道愈昌。欺不欺之间,非人之所能与也。

(李梴《医学入门》)

【译文】

隆庆辛未年冬,卢廷和、何明善、李星、侄子李时思相聚一堂来请求我:"您的《医学入门》已成书,怎能没有规格教我们学习呢?"我说:"行医关系到人命,不是品质诚实而不虚伪、性格沉静而有恒心、真正知道长阴功乐趣的人,未可轻易学医。既然人立下了学医的志向,就可以商议如何用功。"

学医人每天早上面对《先天图》静坐,诵读品味《孝经》《论语》《国小》;大有资力者,再遍及《四书》全部内容、古《易》白文,以及《书经》《洪范》《无逸》《尧典》。(理会大意,不必强记。)因为医出于儒,不读书明理,终是庸俗昏昧,不能变化贯通。

学医人每天中午将《医学入门》中的大字内容从头至尾,逐段诵读,必须一字不漏,如同自己口述出来一样。(就算学医人想专攻小科,也不可不读大科;想专攻外科,也不可不读内科。因为学医要触类旁通,没有对其他科一窍不通却能精通一科的道理。只是因为医生经验有浅有深,技术有生有熟,所以才有分科的不同。)熟读后,学医人要潜思默想,深究书中意义。稍有疑难之处,学医人就要检阅古今名家方书来增广见闻;或者向医术高明、医德高尚之士恭敬请教。陶节庵说过:心得只是不与俗人说罢了。因为学习中医方药不外乎《神农本草》,学习中医理论不外乎《素问》《难经》以及张仲景、刘完素、李东垣、朱丹溪。除此之外,纵然有小方捷法,终究不是大家气数,千万不可被其诬惑。

学医人对于《医学入门》一书既然融会贯通,而后可以成为一名小医。此后学医人更要努力静坐,诵读儒书。学医人渐渐懂得阴阳消长之理后,先为自己治病见效了,再为别人治病;先为亲人治病见效了,再为陌生人治病。直到学医人自己感觉胸有成竹了,即使闭门造车也能达到天下合辙的程度,然后才可以开门行医。

至于行医后的行为操守,尤其不可没有定规。医生每天五鼓清心静坐,早起后再诵读一两本儒书，来清理杂念。（时时刻刻都不失清晨的气息为妙。）

到为病人诊视的时候，医生先问病人病症起于何日，再从头到脚，根据伤寒初证、杂证以及内伤、外感的辨证方法，逐一详细询问。病人病症虽重，但如果门类明白，医生不诊脉也可以开方；病人病症虽轻，但如果难以分类，医生就必须仔细察脉。（医生诊脉时，男病人要先左手后右手，女病人要先右手后左手，以顺应阴阳升降的气机。）先一指单按，以便了解各经病情，再三指总按，以便决断病情总的虚实死生。医生诊脉后一定要对病人说实话：病情是虚证，还是实证；是可治、易治，还是难治；再说出病人有几分证候，来验证自己诊断得对与不对。如果有说得不对之处，医生应该坦诚请求病人帮助，不可牵强附会，文过饰非，务必从容再议，不可气急败坏，以至于恐吓病人。如果诊视妇女，医生必须托病人亲属询问病人病症、神色与舌苔，以及饮食情况。然后随病人所便，如果病重就在床边隔着帷帐诊脉，如果病轻就在门外隔着门帘诊脉，而且必须用薄纱罩住病人手部。（贫家不便筹措，医生袖子里自备薄纱。）对于寡妇闺女，医生更要尊敬谨慎，这不是小节。

到讨论病情时，医生要明白开释论证。断定病症是内伤还是外感？是属于杂病还是属于阴虚？是内伤而兼几分外感还是外感而兼几分内伤？

到议定处方时，医生要根据当前脉象拟订处方，不可稍有隐秘。要根据古代成法，再参酌气候时宜、病人年纪、病人处于顺境还是逆境，以及病人曾经服药与否。（女人要考虑经水胎产，男人要考虑房室劳逸。）虽然本于古却不泥于古，真的如同见到了病人脏腑。这样既打消了病人的疑虑，又不至于自己失误。

在用药之际，医生尤其应仔细。（要写清某经有病、以某药为君药、某药为监制药、某药为引使药。）至于丸剂成药，医生本来就应该自己制备，以便药物的新陈炮炙——合乎规范。何况紧急丸散，病人家岂能仓促采办？但是如果病人家一定要自己制备，医生应该听从病人家的意向，这时必须根据《本草》写下按古法制药，不可独出心裁逞巧，使药力受到损伤。

在病机稍有疑难之处，用药不甚见效时，医生姑且在五鼓清晨清心静坐，潜心推究病源，再次为病人诊察改方，病没有治不好的。

为病人治好病，这也是医生的分内事，纵然医生不求功名利禄，全凭行医养家糊口，也不可过分索取钱财，只能听任病人家酬谢。如果病人家也一样清贫，医生要分文不取，这尤其体现了医生的仁义和清廉。因为别人不能回报医生，天一定会回报医生，如果医生抱着这样一种心态行医，他的医术还能不高明不见效吗？

何明善又上前问道:先生的教诲很详细了,但不知我们这种根基的学生可以成材吗?我说:你们都出自书香门第,又大多精明警敏,他日将大有所悟。到时候请你们将《素问》《本草》,以及《东垣十书》、刘河间《原病式》,删繁校正;更希望四方贤哲,将前代的经书本草,合为《医学大全》,将古今方论全部附入,或加以笺注。这样医书和儒家典籍一起在明代发扬光大,也不负我们明代人在中土做了一回人。

何明善又问:有真知灼见然后才可以著书,小子我能知道《医学入门》就知足了。我说:《医学入门》不过快捷方式之类罢了。何况编书与著书不同,比如张仲景、刘完素、李东垣、朱丹溪著书发前人所未发,有独得之见,真令人爱不释手,可以流芳百世。像我这样编书,不过把古人陈言分门别类罢了,我编好书搁笔后,书中有的地方自己也不明白其中意义。如果我还要随意发表己见,冒负虚名,那就太惭愧了。何况我病骨嶙峋,自己都没实践好医道,只不过我怀着好生的一念,想与志同道合者一起为医道守大门,使医生不至于差谬太甚罢了。如果你一定想掌握真知灼见和纯熟技艺,那你和卢廷和就努力探索吧!

卢廷和又上前问道:我根基浅,又愚钝,请老师送学生一句话。我说:"不欺"而已。学医人读《医学入门》一书,却不从头至尾滚瓜烂熟,得了一方一论就自称会医术,这是欺。学医人熟读《医学入门》,却不思融会贯通,这是欺。学医人融会贯通后却不每天早起静坐调息,为诊视病人作准备,这是欺。学医人诊脉后却不据实相告,这是欺。学医人论方用药潦草而不精详,这是欺。学医人治好病后贪求酬谢,不脱市井小人风味,这是欺。(因为学医人不怕行医无利可图,只怕自己医术不高明。)学医人有所心得,屡用屡验,却不纂集经验来补报天地,公之于世,这也是欺。欺则良知日益蔽塞,而医道终将没落;不欺则良知日益发扬,而医道更加昌明。学医人欺与不欺之间的抉择,这不是别人能管得了的。

历史评述

李梴在论述为医者的品德修养时用一句话来概括医德的要求,就是"不欺",李梴把"不欺"作为医家的道德操守,抓住了医者品德修养的核心,直至今天仍有其现实意义。

李梴从对"不欺"的要求入手,分析了为医者"欺"的种种表现:一是"读《入门》书,而不从头至尾灵精熟得一方一论,而便谓能医者,欺也;熟读而不思悟融会贯通者,欺也;悟后而不早起静坐调息,以为诊视之地者,欺也。"这里讲的是当医生必须具备的知识基础和临床经验,有的人学识浅薄而又不肯用功,粗知皮毛就自封高明,临诊没有准备、不深思熟虑就乱开方药,这是对病人的欺蒙和不负责任。生命至重,贵愈千金,只有练就真功夫、具备真知灼见才能对病人"不欺",才能对得起患者。

二是"诊脉而不以实告者,欺也;论方用药,潦草而不精详者,欺也"。这是指医生对病人的态度,一定要以一丝不苟和认真负责的精神,实告病情、详诊细问、望闻问切周全、遣方用药细致,切不可草率用事、草菅人命。

三是"病愈后而希望贪求,不脱市井风味者,欺也"。医者要以治病救人为职责,而不能借行医以谋利,医者应该比市井之徒高洁。古代许多医家把"治病既愈"看作"分内事也","不可过取重索","如病家亦贫,一毫不取"。相较于今天少数医生索取红包、索要回扣、以医谋私等行为,倡导和学习传统医德,加强医生的道德修养,是非常必要的。

李梴还说,"屡用屡验,而心有所得,不纂集以补报天地,公于人人者,亦欺也"。这是较高的道德要求,要让个人的医术和经验广泛传播,造福于更多患者,在当时竞争激烈、技术保密、"传子不传女"的社会背景下,达到这种境界是难能可贵的。在今天科技发达、资源共享、学科交叉、力量整合的形势下,用开阔的胸怀、雍容的气度,把知识贡献给社会和团队,仍然十分必要且要不断作出努力。

李梴在文章的最后总结说:"欺则良知日以蔽塞,而医道终失;不欺则良知日益发扬,而医道愈昌。"欺与不欺,关系到医德和医术的兴衰。

除此之外,李梴在书中也提到对学医者读书的见解。他说:"如欲专小科,则亦不可不读大科;欲专外科,亦不可不读内科。"认识到知识相通相融、学科交叉的重要性,很有见地。他认为读书要做到:"熟读后,潜思默想,究竟其间意义。稍有疑难,检阅古今名家方书,以广闻见;或就有德高明之士,委曲请问。"这种读书方法,以及不耻下问、一定要把疑问和难题辨析清楚的精神,对于有些读书不求甚解、一知半解和学风粗疏的当代医者来说,无疑具有教育和鞭策作用。

第八章

传统医德的深化与总结——清朝

清初到鸦片战争前,中国经过改朝换代的震撼后社会重新走向稳定。医学在官方支持和社会需求下继续发展,清代医德思想在继承前代的基础上在很多方面有所深化,对很多问题作出了新的回答,产生了一些重要的医德著作,涌现出一批具有时代特点的医德人物,医家重视在各类医学活动中体会、总结医德规范,又善于以这些规范来指导医学实践。在新的形势下他们对医德理论的探讨和实践达到新的高度,在医学活动的各个领域为后世留下了诸多医德资料,中国传统医德思想体系在这一时期体现出更加成熟的特点。

清代医家的医德意识较为系统。他们对医学本质的多视角解剖,为医生全面认识与把握自己的职责奠定了坚实基础。他们在论述医生的职责时,把医学的科学性与社会伦理属性结合起来,以"医乃仁术""对病人笃于情"为基本原理,使对医生职责的探讨建立在传统道德基础上。明清时期,在社会发展过程中医德方面出现了不少问题,尤其是在商品经济影响下,医事活动中"贪利忘义"的现象增多,义利关系问题受到广泛关注,倡导重义轻利成为这一时期人们阐述医德思想的焦点问题之一。与此相关联,医家就如何解决在医德方面出现的问题展开了讨论,较全面地论及医德与医术的关系,对医患关系也作出了比较深刻的分析。他们针砭时弊、扬善抑恶,对纠正不良医风起到了积极作用。清代出现了医德名著《医门法律》,该书将医德要求和临床诊治相结合,具有重要的医学伦理学意义。

从医德思想的特点上看,清朝反映医德思想的言论数量众多、论说风格多样,有"戒""要""法""律"等,形式上表现出思想的多元化,强调医学的社会价值,在医德关系的处理上顾及医生、病人、社会三者间的复杂联系,重视道德修养,强调道德自律的重要性,成为这一时期医家道德的普遍风尚,为后世医家正确认识医学、端正医学态度、不辱医生使命、树立医学人道主义理想奠定了基础。清朝总体上可以看作是中国传统医德思想的深化与总结时期。

喻嘉言

医家简介

喻嘉言(1585—1664年),本名喻昌,字嘉言,江西南昌府新建(今南昌市新建县)人,因新建古称西昌,故晚号西昌老人。自幼天资聪颖,生性洒脱,喜好游历。成年后习儒,攻举子业,精力过人,博览群书,自命不凡,但仕途不顺,虽才高志远,在仕途上却并不得意。五十岁时削发为僧,遁入空门,潜心研究佛学和医学。几年后蓄发下山,以行医为业,医名卓著,冠绝一时,成为明末清初著名医家,与张路玉、吴谦齐名,号称"清初三大名医"。著有《寓意草》《尚论篇》《尚论后篇》《医门法律》等。

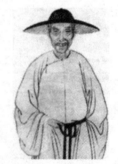

医史佳话

矢志为医

喻嘉言自小聪明好学、博览群书,通晓经史诸子百家之学,写得一手好文章。明崇祯三年(1630年),喻嘉言在南昌应江西乡试,考中副榜,进入国子监学习。在此期间,他的家乡新建县朱坊喻家村为他在喻氏宗祠边竖了一根旗杆,一是祝贺村里出了这样的人才,二是勉励喻嘉言发奋努力,考取功名,报效国家,光耀门楣。然而事与愿违,喻嘉言在京城会试中落第。他不甘心,又以"万言书"的形式上书朝廷,要求"修治法治",陈述安邦救国之道。但是崇祯皇帝无心理睬他的政治主张。喻嘉言怀才不遇,郁郁不得志,在京城待了几年后便回到家乡。之后清军入关,改朝换代,喻嘉言从政的愿望化为泡影。每次看到村民为自己所立的旗杆,他心里很不是滋味。喻嘉言的父亲相传为药房先生,受父亲的影响,喻嘉言自小就识得不少中草药,懂得常见药物的药性药效和配方。有段时间,村子里突然爆发流行感冒,而且是重感冒。治感冒对喻嘉言来说是小菜一碟,但这时他使了一个计策,告知村民旗杆为"无根树",蕴含自然灵气,如作为柴火用于煎药,可以发挥全部药性。村民们信以为真,就把旗杆弄倒,砍成一截一截,分个精光。喻嘉言这样做其实是为了明志。事后他说:"砍断旗杆,明我心迹。不为良相,便为良医。"从此,喻嘉言潜心研究医理医学,云游四方,为解除病患疾苦而奔走。

仙风道骨

喻嘉言曾为明末清初著名文人钱谦益诊病,钱谦益"神其术,称为圣医"。1644 年,喻嘉言应钱谦益之邀结庐于江苏常熟城北虞山脚下,开了一草庐医所,致力于为当地百姓治病。喻嘉言为人热情,行事公道,有穷人就医,他不仅送医给药,还在药包中夹带银两,临走时常常嘱咐一句:"回家煎药之前一定亲自检查一下药。"因为医术精湛、心地仁慈,喻嘉言在百姓中享有很高的声誉。不论男女老少,富贵贫贱,凡有求于他,他都鼎力相助,加上医术精湛,所以深受医学界推崇,所到之处,皆以善医闻名。其治病不分贫富,审证用药反复推论,德高而术精,深为同道所敬。顺治年间,朝廷下诏征聘,奈何喻嘉言早已绝意于仕途,力辞不就。到了晚年,喻嘉言不满足于赫赫医名,他说:"吾执方以疗人,功在一时;吾著书以教人,功在万里。"因此决定著书立说,广收门徒。喻嘉言的学生颇多,他培养了一批卓有成就的医学家,如徐忠可、程云等。清顺治十五年(1658 年),喻嘉言还大开讲堂,向来自各地的求学者及同仁讲解"瘟病"。先后撰写和刊出了《寓意草》《尚论篇》和《医门法律》等医书,集中体现了其学术思想,并因此确立了在医学史上的地位。清康熙三年(1664年),八十岁高龄的喻嘉言与围棋国手李兆远对弈,时达三昼夜,局终收子时溘然而逝。

医德传承

医,仁术也。仁人君子,必笃于情。笃于情,则视人犹己,问其所苦,自无不到之处。

(喻嘉言《医门法律·问病论》)

【译文】

医学是仁爱之术,作为仁人君子的医者,必须要对病人有诚挚深厚的感情。有了深厚的感情就能够把病人当作自己,在了解病人疾苦时,自然不会有偏差和遗漏。

今世医人通弊,择用几十种无毒之药,求免过愆,病之二三且不能去,操养痈之术,坐误时日,迁延毙人者比比,而欲己身长享,子孙长年,其可得乎?"

(喻嘉言《医门法律·申治病不知约药之律》)

【译文】

当今社会医生的通病,是好用大量平和的药应付治疗,只求不出过错,结果两三天过去并不见好转,用这种养痈遗患的方法治病,贻误时机,致人死命的事太多了,干了这种事,还希冀自己延年益寿、子孙后代绵延不断,这可能吗?

历史评述

喻嘉言行医的故事有很多,他在南昌新建、江苏常熟等地尤为著名。仕途遇阻的他立志"不为良相,便为良医",用精湛的医术挽救了无数人的生命。他的足迹遍及江西、浙江、江苏数省,悬壶济世,治病救人,江苏常熟百姓把他当作神来供奉。清代初期,喻嘉言声名卓著,他以精湛的医术行医救人,受人尊敬,与张路玉、吴谦齐名,号称"清初三大名医"。喻嘉言将医生良好的德行称为"仁心"，鼓励、鞭策医者以仁爱之心尊重生命、善待病人、博爱群生。由此可见，医者只有济世为怀，心存仁义之心，才能将医学真正变成济世救人的"仁术"，对病人才能无微不至地关心、体贴和爱护，视他们如亲人。能如此，则真正是人们心目中的"苍生大医"。

傅青主

医家简介

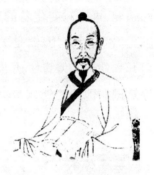

　　傅青主（1607－1684 年），名傅山，字青竹，后改字青主。山西阳曲人。自觉传承道家传统思想，是明清之际著名的思想家、书法家，更是一名优秀的医学家，他在内科、妇科、儿科等方面都有很高的造诣，著有《傅青主女科》《傅青主男科》等传世之作，有"医圣"之名。

医史佳话

以医济世

　　傅青主出身于官宦书香之家，祖辈通晓医学。明末清初，连年战乱，致使疫病流行，民间缺医少药，死人难以计数。傅青主目睹了这样的悲惨情景，决心做一个治病救人的良医。他有良好的文化基础，又自幼受家庭的熏陶，经过几年的潜心研修很快精通了医理。在外出游历期间，他还向许多医家和懂医的道士学习，并广泛搜集药方，以医济世，医名远扬四方。据传，不管是多么复杂难治的病，傅青主都能手到病除，来找他看病的人非常多。傅青主医德高尚，"贵贱一视之"，并不因病人的贵贱富穷而差别对待，贫穷的病人请他看病，哪怕是山高路远，他也立即出诊，且不要酬金，还免费送药，有"仙医"的美名。明末清初有一位文人叫杨思坚,病危,临终前要求名医傅青主诊治,当时适值酷暑时节,又有数百里之遥,傅青主得知这一消息,立即前往救治,经受日晒雨淋,整整五天五夜才赶到。

傅青主集思想家、文学家、书画家、医学家于一身,但他自己对医学方面的造诣更为看重。他曾对友人说:"吾书不如吾画,吾画不如吾医。"一方面是对自己书法与绘画水平的自谦,另一方面也表达了他对医学的偏重,而他的医学成就尤为受到民众赞誉。傅青主认为,作为一个医生,首先要精通医理。治病就像打仗一样,必须有战略的指导,才能有战术的变化。有了医理的指导,再针对变化着的疾病和病情来灵活运用方药,才能达到预期效果。医生治病,处方用药,是关系到生命的大事,一定要谨慎小心,深思熟虑,方可开列处方。傅青主还非常注意收集来自民间的一些单方、验方,以丰富医疗知识。他开的处方,在保证疗效的基础上,力争花钱少奏效大,或不花钱也能治病。

医德传承

不为良相 则为良医

医家的医德是其世界观、人生观在医疗实践中的具体体现。明朝末年,官场腐败丛生,傅青主为人正直,不愿阿谀权贵,愤然放弃举业,专心研究学问,博览群书,终日手不释卷。傅青主早年就以天下兴亡为己任,具有强烈的"利他"之志,其号"公它"就是这一思想、志向的体现。正如他《起用杜句戏作》一诗所言:"利他不道苦,自愧未能工。"傅青主在明亡后之所以从医,是因为医药可以利他,此亦即宋儒所谓"不为良相,则为良医"。

明朝灭亡以后,傅青主立志不做清廷的官。当时中原一带屡经战乱,疫病流行,许多贫困无助的劳动人民患了病无处求医觅药,只有卧床待毙,委于天命,傅青主开始替人治病,还结合自身的临床实践经验辨证施治,逐渐成为远近闻名的良医。傅青主进行反清活动,除用道家的身份作为掩护外,还背上药笼,走遍了大半个中国。他谦逊正直,平易近人,凡是需要出诊,不管路程多远,必欣然前往救治。病家贫苦,他还免费赠药,常年遁迹民间、避居僻壤,不以名家自居。傅青主以他精湛的医术、高尚的医德,赢得了百姓的衷心爱戴。但是,对于那些依仗权势、欺压百姓的豪强酷吏和清朝统治者,傅青主却抱着另一种针锋相对的态度。在相同情况下,优先贫人,对于那些前来求医的阔佬或名声不好的官吏,则婉言谢绝。对此他解释为:"奴人害奴病,自有奴医与奴药,高爽者不能治。胡人害胡病,自有胡医与胡药,正经者不能治。"傅青主明确提倡爱人、关心人的人道主义和"慈和恺悌"的医疗态度,告诫学医之人务必谨言慎行,勿堕入医德败坏,甚至是道德败坏的深渊。因此,学医之人首先要人品好,然后才能做良医。傅青主终其一生,身体力行,彰显了高尚的医德。他逝世后,"四方来会送数千人",有几千名群众自发来为他送行,这可以说是对他一生最好的盖棺论定。

历史评述

傅青主所处的时代正是明清改朝换代之际,但他却不慕名利,为保名节而甘守清贫;拒入朝堂,精思业进而苦修医学。傅青主一心为广大穷苦百姓解除病苦,孜孜不倦,但他从不接近权贵,更不趋炎附势,这些思想和行为显示了他独特的个性与高洁的品质。张凤翔在《傅青主女科·序》中说:"先生固尝究心。若医者,先生所以晦迹而逃名者也。而名即随之,抑可奇矣。且夫医亦何可易言!"作为封建社会中的知识分子,傅青主一生中处处表现了坚韧不拔的战斗精神。他那种"富贵不能淫,贫贱不能移,威武不能屈"的品格和气节,毫不愧对"志士仁人"的评价。做人和做事、治学和治世、修业和修德,不仅是统一的,而且是互相促进的,正因为傅青主人格高尚,所以才能不被世俗所诱惑,从而做到心无旁骛,也才能在治学上专心致志、卓有成就。这种精神无疑是世人钻研学术、为人行事的楷模和榜样。上医治国,其次医疾;不为良相,则为良医,傅青主怀有济世之才,终成一代精诚大医。

叶 桂

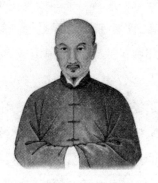

叶桂(1666—1745年),字天士,号香岩,别号南阳先生。江苏吴县(今江苏苏州)人,其高祖叶封山从安徽歙县蓝田村迁居苏州,居上津桥畔,故叶桂晚年又号上津老人,清代著名医学家,四大温病学家之一。

悉心求教

叶桂少承家学,幼时便随父亲学医,十四岁时父亲去世,为了维持生计,叶桂开始行医应诊,他勤奋好学、虚心求教,善学他人长处,得知宝山寺一名高僧能治疗他束手无策的病人,毅然上山求医。从卑微的学徒开始,每天挑水劳动之余跟高僧研究医理,不出几年居然把高僧的医术学个精通。信守"三人行,必有我师"的古训,不管什么人,只要比自己有本事,叶桂都希望拜之为师,他先后踵门求教过的名医有十七人,叶桂本来就"神悟绝人"、聪明绝世,加之这样求知若渴、广采众长,且能融会贯通、刻苦钻研,在医术上突飞猛进,终成医界骄子。当时在医学界有"言医者以桂为宗"的美誉,他曾给到江南巡访的乾隆皇帝号过脉、诊过病,乾隆亲笔写了"天下第一名医"的匾额赐给他。叶桂不到三十岁就医名远播,除精于家传儿科,在温病一门独具慧眼、富于创造之外,可谓无所不通,在许多方面有其独到见解和疗法,当时名医觉得无法可治的奇病,叶桂都能以奇术起死回生、妙手回春。他虚心求教,"师门深广",令人肃然起敬,他的谦恭诚恳也使其成为后世习医者学习效仿的典范。

奇术治暴盲

据史载,清代藩宪向为京官,而清代京官没有多大实权,极想外任,所以藩宪听说要到苏州外任,暴喜而盲,急忙差人去请名医叶桂来疗疾。叶桂了解了他发病的详情之后便说:"我是一方名医,怎能如此请我?必须备全副仪仗来,方可前往。"差人回禀,藩宪大怒,众人相劝,暂且依允名医要求,若治不好目疾,重罚不迟。于是,令仪仗相迎,但未想到,叶桂又说:"去回禀大人,必须由藩夫人亲自请!"藩宪怒不可遏,咆哮如雷,怒气未消,而目却忽明。众人难解,叶桂却已匆匆赶到藩府请罪了,他说:"我并非无礼得罪大人,而是为了治好大人的病。"藩大人由怒转喜,尽释前疑,并重礼相酬。奇术治暴盲的佳话传遍苏州城内外,人们无不拍案称奇。

医德传承

医可为而不可为,必天资敏悟,读万卷书,而后可以济世。不然,鲜有不杀人者,是以药饵为刀刃也。吾死,子孙慎毋轻言医!

（沈德潜《叶香岩传》）

【译文】

医者一定要从自己的实际能力出发,不可肆意妄为,必须有天赋和悟性,要博览群书,只有这样才可凭借医术普济众生,否则,很少有不害人的,这样就是把药物当成害人的刀刃,我死后,子孙们不要轻易从事医事。

历史评述

在中国医学史上,叶桂是一位有着巨大贡献的医家,后人称其为"仲景、元化一流人也"。他既是温病学派的奠基人物,又是一位对儿科、妇科、内科、外科、五官科无所不精、贡献很大的医学大师。史书称其"当时名满天下",为众医之冠,彻古今医术,民间则普遍传说其为"天医星下凡"。叶桂具有严谨精细、学无止境的治学精神,博览群书、学究天人,使医术和学术相得益彰。他还注重人才培养,一生培养学生无数,不但把精湛的医术传授给弟子,还重视对弟子品德修养的培养,临死前给儿子们留下"医可为而不可为,必天资敏悟，读万卷书，而后可以济世。不然，鲜有不杀人者，是以药饵为刀刃也"的遗训，叶桂的医学理论、治学态度都是值得后人珍惜和学习的。

徐大椿

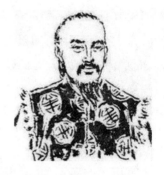

徐大椿（1693－1772年），原名大业，字灵胎，晚号洄溪老人。江苏吴江松陵镇人。出身书香之家，自幼习儒，旁及百家。因家人多病而致力于医学，攻研历代名医之书，洞明药性，虽至重之疾，每能手到病除。徐大椿平生著述甚丰，后人将其所著辑为《徐氏医学全书六种》，流传甚广，影响极大。

授丹得道

清乾隆初年，苏州发生瘟疫，来势汹汹，迅速扩散，城乡百姓大量病倒，官府虽组织医生施药救治，却收效不大。居住在越来溪画眉泉畔的徐大椿看出官府因未找到对症之药，故而无法将瘟疫扑灭，心中十分焦急，七天七夜未合眼，凭借长期积累的经验，针对这场瘟疫提炼出一种特效药丸。当时徐大椿尚未出名，他担心官府势利，看不起他，不肯大力推介他的药丸，那样岂不耽误了除瘟祛疫？徐大椿苦苦思索，终于想出一个办法。他带着自制丸药，上了城隍山，进了道院。他平时信道，自号"洄溪道人"，城隍山道院是他常至之地，这次他干脆住了下来，一住三四天，到了农历十月十八日城隍山庙会这一天，四乡信徒涌入道院进香，徐大椿向信众宣布说："天快亮时，我做了一个梦，梦见纯阳仙师，他告诉我，今日云游到此，见百姓遭受瘟疫之灾,十分不忍,欲借我之手救治病人。纯阳仙师言罢,把葫芦里的药丸倒在我的床头,并告之药方。我顿时惊醒,一看床头果然有一堆药丸。乡亲有哪个想要的,我免费赠送。"信徒一听是八仙之一吕纯阳的仙药,纷纷伸手讨要,徐大椿带上山来的几百颗丸药转眼就散完了。

讨到"仙药"的乡民回到家中,让病人服下药丸,果然药到病除。徐大椿的名声一下子传播开来,传到官府耳中,官府不敢怠慢,立即将徐大椿请去,按照他的方子,命大小药铺连夜赶制。徐大椿从此被视为神医,名气越来越大,乾隆皇帝也慕名前来请他入宫为太后治病。徐大椿将太后的病治好,乾隆皇帝大悦,赞道:"博学多才绍炎黄,良师大儒入朝纲。"乾隆胞弟果亲王觉得还不够,便亲笔题写"上池琼液"匾额一块,赠给徐大椿。

医德传承

人之所系,莫大乎生死。王公大人,圣贤豪杰,可以旋转乾坤,而不能保无疾病之患。一有疾病,不得不听之医者,而生杀唯命矣。夫一人系天下之重,而天下所系之人,其命又悬于医者,下而一国一家所系之人更无论矣,其任不亦重乎!

（徐大椿《医学源流论·序》）

【译文】

人生之大事莫过于生死。王公贵族,圣贤豪杰,可以扭转乾坤,但不能确保不患病。一旦患病就不得不听从医生的,生死就只好认命了,即便担当天下大任、主宰天下的人的生命也是系于医生,更不必说一家所系之人了。难道医生的责任还不重大吗?

余遂导以行医之要,惟存心救人,小心敬慎,择清淡切病之品,俾其病势稍减,即无大功,亦不贻害。若欺世徇人,止知求利,乱投重剂,一或有误,无从挽回,病家纵不知,我心何忍。

（徐大椿《洄溪医案·吐血》）

【译文】

我认为行医的要旨只能是存心救人,要敬重生命,小心谨慎,选择清淡符合病症的药品,使病人的症状有所缓解,即使没有显著的功劳,也不会贻害病人。如果只为求利而欺骗病人,乱施药剂,一旦有误,后果就无法挽回,即使患者不知道,我们做医生的又于心何忍?

历史评述

医术与医德密切相关,不可分割。历代名医无不既精医术又重医德,徐大椿就是一个典型,其医德思想甚为丰富,至今仍有一定的教育意义。徐氏认为"医为人命所关",医者责任重大,每一个生命都是可贵的,医者不可视人的生死为儿戏。他反对"习此业以为衣食计",一则因其家道殷实,没有衣食之忧,不必以医药为生活来源;二则志在救人,行医治病从来不计较诊金和药资。有时治愈危重患者,病家奉送重金酬谢,他也坚辞不受。医者若要真正做到存心救人,除了不求财利,还要敢于负责,面对危重患者不可敷衍,推诿了事。徐氏曾感叹:"凡举世一有利害关心,即不能大行我志,天下事尽然,岂独医也哉。"自古以来,有些医者精于医术,但在决定患者生死的紧急时刻,往往畏首畏尾,不敢采取果断有力措施,并千方百计推卸责任。徐大椿行医之时,此类医者仍然大有人在。他很不以为然,反其道而行之,一心为病人着想,将自己的名声利害置之度外。

此外还应指出,徐大椿也不是完全反对医者求利,只是求利与救人相较,救人是根本目的,求利是救人的自然结果。究竟以什么为目的,即医者的"心术"正与不正的问题。"医者能正其心术,虽学不足,犹不至于害人"。实际上凡心术纯正的医者,学不足只是暂时的。为了救人,他们定会孜孜不倦地钻研理论和技术。"果能虚心笃学,则学日进。学日进,则每治必愈,而声名日起,自然求之者众,而利亦随之。"这一观点是当时医者职业化的积极反映。虽然徐氏不愿做也不承认自己是职业医家,但随着社会经济的发展,特别是资本主义的萌芽和受西方的影响,医者职业化越来越普遍。如何处理求利与救人的关系,成为当时医者的首要问题。若只救人不求利,则大多数医者不能维持生计,最终不能救人;若只图求利,则势必损害病家,违背医者救人的天职。有感于此,徐大椿提出自己的看法,即以救人为目的,通过虚心笃学,不断提高医疗技术和质量,从而获得越来越多患者的信任,经济收入也会随之提高。虽不专于求利,利亦随之。如此处理求利与救人的关系,颇有辩证意味。这对当今市场经济条件下的医药机构和医药工作者颇有启迪。古今医者的共同目的当是救人,共同途径是虚心笃学,共同需要是求利,三者相互依存,缺一不可,只是不能颠倒位置和关系。在此意义上,提倡、重视虚心笃学,既有高尚的目的,又贴近实际,无疑是有利于医学发展的。

医学既然通天彻地,理法方药博大精深,疾病层出不穷,变化万千,为医者穷其一生实难包治百病。为病人的生命着想,本应尽心尽力,谨慎诊疗,切勿鲁莽轻率,"医药为人命所关,较他事尤宜敬慎",一旦误治,轻者加重病情,甚者危及生命。"慎之又慎"四字,蕴含丰富,值得医者深入体会。为了确保施治无误,徐大椿提倡亲尝药物,这是历代名医的优良传统之一,不仅在认识论上具有重要意义,而且在医德上也闪耀着舍己救人的思想光辉,大力弘扬这一传统,与其存心救人的主张是一脉相承的,这种医德医风至今仍然十分可贵。

赵学敏

医家简介

赵学敏(约 1719－1805 年),字恕轩,号依吉,浙江钱塘(今杭州)人。学敏与弟学楷,皆承父命读儒学医。赵学敏整理了我国古代铃医、走方医(民间医生)的治病经验和明清以来药物方面的丰富知识,著成《串雅内编》《串雅外编》,各四卷,又成《本草纲目拾遗》,补阙拾遗,为一代名著。

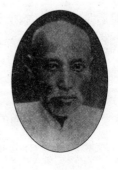

专攻医道

赵学敏生长在一个封建官僚家庭,父亲当过盐场的盐官,后又在永春、尤溪等地担任地方小官吏。晚年得子,生下学敏和学楷弟兄两人。父亲对他们的前途曾有过这样的打算:长子学敏,继承父业,攻读四书五经,走科举道路;次子学楷,学习医业,做一位济民于世的医生。可是,赵学敏讨厌腐朽的官僚生活,没有按照父亲的愿望去做,决定和弟弟学楷一起,专攻医道。其父曾在园中开辟了一块种植药草的园地,名为"养素园",专供他们学医使用。赵学敏从小喜欢读书,读天文、地理、历数,尤其对医学感兴趣。由于他勤学,总感到白天时间不够用,常要读书到深夜。赵学敏还养成摘抄的习惯,当他学到"意有所得"时,就动笔摘录,经过多年摘抄,读书札记有"累累几千卷"之多。赵学敏对药物很有研究,曾将许多草药引种进"养素园",与弟弟一起松土、施肥、治虫,并观察药物的生长过程。他并不满足于"养素园"中的收获,中年以后毅然走出家园,到民间去,在平湖、奉化、余姚、临安、上虞一带,访亲问友,向"某仆""某妪""土人""辛苦劳碌人"请教,八十岁高龄时他还乐此不疲。

"三白草"又名"水又通",是一种具有清利湿热、消肿、解毒功效的草药。对它的植物形态,古书上有不同记载,有的说三白草就是白叶有三瓣,有的说叶白、花穗白、根须亦白,故称"三白草",究竟哪一种说法正确?赵学敏到余姚等地调查,渡过曹娥江,发现长在水边的长二三尺的三白草,与古书上的记载不同,叶数不止三叶,也不是所有叶子都变白,仅在顶上数叶会变色,最后是叶尖通白,所以三白草是一叶有三白,而不是白叶有三。赵学敏经过仔细观察,纠正了前人对三白草的不同看法。

编纂《串雅》

赵学敏在长期的农村生活中,向草医、药农请教的事例不胜枚举。他发现民间蕴藏着丰富的医药知识,然而民间的防病、治病经验,历来都得不到重视。为什么肩背药箱、手持串铃、不避寒暑、游乡串户的民间医生，被污蔑为江湖郎中，被污蔑为小道？为什么后世医家在总结经验以及编写医书时，都不记载铃医、走方医的经验？赵学敏认为，这都是人们看不起民间医药的结果。赵学敏决心广泛搜集、整理民间医生的秘方、验方，将民间医药经验汇编成书，让千百年来一直被视为"小道"的民间医药登上大雅之堂，他将书名定为《串雅》。为编写《串雅》，他走访了不少民间医生，争取他们的帮助，其中对他帮助最大的是走方医赵柏云。赵柏云是赵学敏的同族人，他在治疗牙病、眼病、虫病、点痣等方面有丰富的经验，听说赵学敏要为民间医生著书立说，愿将多年的行医经验，通过口授方式传授给赵学敏。赵学敏在赵柏云口授的基础上，又将自己多年收集的资料分门别类加以整理，终于在1759年完成了《串雅》的编写工作。《串雅》是一部反映民间医学、内容丰富的医书，记载了许多民间医方，介绍了民间防病的经验，还记录了民间的急救法，这些方法具有简便、经济、有效、用药安全的特点，对于研究民间医药知识具有重要的参考价值，这一创举在祖国医药文献中独具一格，为中国医学史作出了重要贡献。

医德传承

为问今之乘华轩、繁徒卫者，皆能识诸症、知脉、辨药，通其元妙乎？则俨然峨高冠，窃虚誉矣！今之游权门、享厚奉者，皆能决死生、达内外、定方剂，十全无失者乎？则俨然踞高座、侈功德矣！是知笑之为笑，而不知非笑之为笑也。

（赵学敏《串雅内编·序》）

【译文】

试问如今那些乘坐华丽的车子、拥有众多随从的人，都能识别症候、了解脉理、辨明药性，通晓医学的奥妙吗？只不过是一本正经高耸着桂冠，剽窃虚假的声誉啊！当今那些出入权贵人家、享受优厚薪俸的医生，全能判断生死、明察病理、选定方药，万无一失吗？不过是装样子，盘踞高位，夸耀功德而已。这真是只知耻笑别人，却不知自己更为可笑啊！

历史评述

赵学敏医德高尚,倡导"医学通乎性命,知医则知立命""医本期于济世""不必存贪得之心"。他勇于求实,大胆革新。首先他系统地整理了民间的一套防病、治病经验,为后世医药卫生事业提供了重要资料。继李时珍之后,他又总结了明清以来药物学发展的新成就,为我国药物史翻开了新的一页。他还是我国最早接受西方医药的医药家,为加强中西医药文化交流贡献了力量。赵学敏不愧为继李时珍之后清代的一位杰出医药家。

陈修园

医家简介

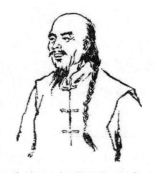

陈修园(1753－1823 年),名念祖,字修园,又字良有,号慎修,长乐(今福建长乐)人,清代医学家。陈修园幼时家贫,刻苦习儒,兼习古代医典,尤其推重张仲景之书。曾任直隶省威县知县等职,在任上曾自选方剂救治水灾后罹患疫病的百姓,告老还乡后在福建嵩山井上草堂讲学,在医学人才培养方面作出很大贡献。陈修园医道严谨,平生多著述,有《医学三字经》《时方妙用》《金匮要略浅注》《神农本草经读》等著作传世。

医史佳话

经方大家

乾隆五十八年(1793 年),陈修园赴京会试,中壬子科举人,寓京期间,恰遇京城光禄寺刑部郎中伊云林患中风症,不省人事,手足瘫痪,十多天汤米不进,不能饮食,处于瘫痪状态。通城诸医束手无策,都门名医皆云不治。

陈修园挺身而出，他从脉路入手，以重剂对症，不几天病人渐渐复原，以三大剂起之，从此陈修园名噪京师。

乾隆五十九年（1794年），当时文华殿大学士和珅病足瘘，不能上朝，太医院束手无策，陈修园杀狗取皮，和药裹患处，旬日而愈。现在流行于民间的"狗皮膏药"就起源于陈修园。

嘉庆六年（1801年），三辅地方发生水灾，瘟疾（尤其疟疾）流行，陈修园奉命前往勘察灾情，研究防治办法，精研丸药。据《长乐县志》载："审天时、问土俗、相人物之肥瘠、寒暖，制丸药三品，散给灾民，全活无算。"他体察灾情，对危重症候的病人亲自监督煎药，观察服后病变，三天之内治愈者竟达三百多人，这在医学史上是个奇迹。消息传开，陈修园名声大震，一时轰动京城。

草堂讲学

清代历代中医典籍汗牛充栋，授徒的中医们各凭自己的经验和理解选择授徒课本，官方并无统一教材，鉴于古代医书词句艰奥，义理深邃，一般医生为了应付门诊，多半只学习唐、宋以来各个医家的药书、方书，想从中找出几个治病的药方，而对祖国的医学经典著作、理论著作，如《内经》《难经》《神农本草经》《伤寒论》《金匮要略》等并不感兴趣，更不愿为研究这些著作而下苦功夫。陈修园感到这种轻视中医基本理论的风气是不正常的。为了扭转这种风气，嘉庆二十四年（1819年），陈修园告老还乡，在福建省嵩山井上草堂讲学，运用浅显通俗的语言，将古医书加以节要改写，采用歌括、三字经等体裁简明地表达医理和处方，便于读者理解和记忆。陈修园不但把他数十年来研究中医经典的体会传授给学生，而且大力呼吁其他医家也应对这方面学习加以重视，对中医的普及、中医知识的通俗化作出了巨大贡献。

医德传承

学医始基在于入门，入门正，则始终皆正；入门错，则始终皆错。

（陈修园《时方歌括·凡例》）

【译文】

学习医学的根基在于启蒙教育，启蒙教育正确，那么始终都是正确的；启蒙教育不对，那么始终就是错的。

历史评述

陈修园学问深而且博，医道严谨，对自己力求"反博归约，由浅入深，从简及繁"。他特别强调医学启蒙教育的重要作用："医学之始，未定先授何书，如大海茫茫，错认半字罗经，便入牛鬼蛇神之域。"他对古典医籍的钻研功力深厚，涉猎广泛，他的著述博采众家之长，内容完备，深入浅出，又多从临证需要出发，切合实用，问世以来便广为流传，近两百年中好评经久不衰，对中医教育的普及起到了很大的推动作用。

据陈修园的儿子陈元犀说，父亲病危时十多天水米未沾，他已经准备了后事。中秋那天半夜过后，父亲又稍微清醒了些，每天早晚可进一茶杯的水或食物，父亲对他说：我这几年所写的书还不完备，比如霍乱、吐泻两条也须重新补写，应该采用张仲景的理中汤和孙思邈的治中汤，"以正群言之失，亦以见古人立法之纯"。他把自己在人间的最后光阴，都投入到留给后人的书上，其诚可感、精神可嘉。

王清任

医家简介

王清任（1768—1831年），字勋臣，直隶玉田（今属河北）人。为人刚直磊落，凡事主正义，曾做过武库生，后弃武习医，三十多岁时到北京设立医馆"知一堂"，是嘉庆至道光年间的名医。王清任是富有革新精神的解剖学家与医学家，他精心观察人体之

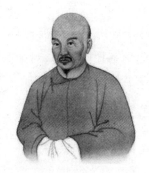

构造,并绘制图形,纠正前人错误,写成《医林改错》,比较准确地描述了胸腹腔内脏器官、血管等解剖位置,为后世医者留下了宝贵的资料。

王清任认为,人的脏腑结构对医疗非常重要,"治病不明脏腑,何异于盲子夜行"。嘉庆二年(1797 年),王清任至滦县稻地镇行医时,适逢流行"温疹痢症",每日死小儿百余,他冒染病之险,一连十多天,详细对照研究了三十多具尸体内脏,并与古医书所绘的脏腑图相比较,发现它们与古书中的记载多不相合。为解除对古医书中说的小儿"五脏六腑,成而未全"的疑虑,王清任又多次赴北京、奉天刑场观察行刑,并向恒敬(道光年间领兵官员,见过死人颇多)求教,发现成人与小儿的脏腑结构大致相同,明确了横隔膜是人体内脏上下的分界线。

王清任多次做过"以畜较之,遂喂遂杀"的动物解剖实验。经过几十年的钻研,本着"非欲后人知我,亦不避后人罪我""惟愿医林中人……临症有所遵循,不致南辕北辙"的愿望和态度,于道光十年(1830 年)著成《医林改错》一书,刊行于世,极大地丰富了祖国的医学宝库,范行准所著《中国医学史略》评价王清任:"就他伟大的实践精神而言,已觉难能可贵,绝不逊于修制《本草纲目》的李时珍。"

医德传承

医家立言著书,心存济世者,乃良善之心也,必须亲治其症,屡验方法,万无一失,方可传与后人。若一症不明,留与后人再补,断不可徒取虚名,恃才立论,病未经见,揣度立方。倘病不知源,方不对症,是以活人之心,遗作杀人之事,可不畏欤?

(王清任《医林改错·半身不遂论叙》)

【译文】

医家著书立说,想要救济世人,是本于良善的心意,必须亲自诊治病症,多次验证处方的有效性万无一失,才能传诸后人。如果尚有症状不分明,就应留给后人再作补充,千万不能贪图虚名,仗着自己的才华发表意见,没有见到病症仅靠猜测开出处方。如果不知道疾病的根源,处方不对症,这就是用活人之心做了杀人之事,难道不可怕吗?

历史评述

王清任是中国清代一位注重实践的医学家,根据自己丰富的实践经验,对疾病的病因、病理有独到的见解,在《医林改错》中订正了古代解剖学中的许多讹谬。王清任治学态度十分严谨,主张医学家著书立说应建立在亲治其症万无一失的基础之上。他反对因循守旧,勇于实践革新,终成名于世。《医林改错》一书曾被节译成外文,对世界医学的发展也有一定影响,西方医学界称王清任为"中国近代解剖学家"。

费伯雄

医家简介

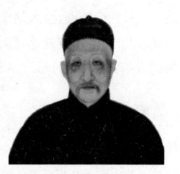

费伯雄(1800－1879年),字晋卿,号砚云子,江苏省武进县人。费伯雄以救人救世为己任,秉承家学,先儒后医,博览《内经》《伤寒》及后世诸名医著述,医术精湛,远近求医者慕名而至,门前时常舟楫相接。著《医醇》二十四卷,却毁于战乱,后追忆原书内容重撰,易名《医醇剩义》四卷。

医史佳话

婆心济世

据史料记载,道光年间太后患肺痈,诏费伯雄诊视,获愈,赐匾曰"是活国手"。道光帝患失音,进药亦愈,赐联曰"着手成春万家生佛,婆心济世一路福星。"他还为江苏巡抚林则徐治过病,也为左宗棠医治过。咸丰八年(1858年)清军江南大营主帅向荣咯血,请费伯雄去丹阳医治,向荣愈后赠匾额,誉其谓"费氏神方"。自此,各地医家常来请教,商治疑难杂症,至咸丰年间,费伯雄医名更驰誉大江南北。

医德传承

因思医学至今,芜杂已极,医家、病家目不睹先正典型,群相率而喜新厌故,流毒安有穷哉! 救正之法,惟有执简驭繁,明白指示,庶几后学一归醇正,不惑殊趋。

(费伯雄《医醇剩义·自序》)

【译文】

我思量医学发展至今已是十分驳杂,无论是医者还是病人都不关心经典正确与否,大家都喜新厌旧,必定后患无穷。矫正这一问题的方法只有执简驭繁,明确指示,或许以后才能使医学变得醇正,不使人因迷惑而误入殊途。

欲救人而学医则可,欲谋利而学医则不可。我若有疾,望医之救我者何如? 我之父母妻子有疾,望医之相救者何如? 易地以观,则利心自澹矣,利心澹则良心现,良心现斯畏心生。

(费伯雄《医方论·序》)

【译文】

想要救人就可以学医,想要谋利则不可以学医。自己如果生了病,希望医生救助时是怎样的心情? 自己的父母妻儿生了病,渴望医生救助时是怎样的心情? 设身处地来看,逐利之心就淡了,逐利之心淡了就有了良心,有了良心就有了敬畏之心。

历史评述

费伯雄是孟河医派四大名医之一,他的治疗特色是主张立论治平,强调一个"醇"字,以调治内伤疑难杂症见长。他认为,习医在学术上要强调师古法古方,然而制方用药的关键在义理之当,不可拘泥,不在药味之新奇。他反对用不变之方去套千变万化之疾。诊病时必须明经络,知病由,能立法,

163

会变通，针对各种不同病因，灵机应变，方能显效。

费伯雄行医名传大江南北，平素治学严谨，颇重医德。他告诫从医者要设身处地、推己及人，行医首先要做到"澹其谋利之欲，发其救人之心"，医生要把高尚的医德和精湛的医术结合起来，因为"医虽小道而所系甚重，略一举手，人之生死因之，可不儆惧乎哉！"作为临床大家，费伯雄在自己的医疗实践中身体力行，临症施治时，他时时处处为病人着想，不敢掉以轻心，简要地概括每种症状的性质，指出重点所在，有时候还会简洁地讲述患者自己无法用语言表达出的症状，为后学树立了典范。

王士雄

医家简介

王士雄（1808—1868 年），字孟英，号梦隐（一作梦影），祖籍浙江海宁盐官，迁居钱塘（今浙江杭州）。毕生致力于中医临床和理论研究，尤其对霍乱的辨证和治疗有独到见解，是温病学说的集大成者，一生勤于著述，给后人留下了大量富有学术价值的医学文献，如《温热经纬》《霍乱论》等，《随息居饮食谱》一书记载了许多民间食疗便方，是较为系统的食品营养和食疗专书，影响颇为深远。

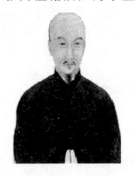

医史佳话

逆境名医

王士雄的祖父、父亲均业医，他十四岁时父亲重病不起，临终前曾嘱咐他："人生天地之间，必期有用于世，汝识斯言，吾无憾矣。"父亲死后，王士雄为了生计，在婺州（今浙江金华）佐理盐务，他谨遵家训，历经贫困却酷嗜医学,稍有余暇辄披阅方书,手不释卷,上自《内经》《难经》,下迄明清诸先贤著作,无不深究极研,并能博采众长,融会贯通,《海宁州志》称他"究心《灵》《素》,昼夜考察,直造精微",打下了坚实的理论基础,屡起大症,终成一代名医。在关系病人生死的关键时刻,王士雄每能挺身而出,绝不姑息迁就。一心为病人,循循诱导,耐心说理,而紧要处又力肩其难,当仁不让。周光远曾深有感触地说:"孟英学识过人,热肠独具,凡遇危险之后,从不轻弃,最肯出心任怨以图之。"一生治病救人,活人无算。

医德传承

国以民为本,而民失其教,或以乱天下。人以食为养,而饮食失宜,或以害身命。卫国、卫生,理无二致,故圣人疾与战并慎,而养与教并重也。

(王士雄《随息居饮食谱·前序》)

【译文】

国家以百姓为根本,如果百姓不从礼教,就可能会使天下大乱。人以饮食保养身体,如果饮食不当,就可能损害身体性命。保卫国家和保养身体是一样的道理,所以圣人对疾病与战争同样谨慎,将养生与教化并重。

历史评述

《海宁州志》载,王士雄"家贫性介,不能置身通显"。王士雄生平坎坷多变,却能穷且益坚,潜心向医,救助穷困。他虽是一代名医,但并没有依靠医术发家,却历经颠沛流离而始终不改初心。他生活在社会底层,深知民众的疾苦,著书立说,传播医学知识,造福僻壤贫民,对于饮食习惯、饮食正误等的研究也极有造诣。《随息居饮食谱》就是一部著名的关于饮食和食疗的著作,时至今日对于医学营养学的研究、烹饪技术和食疗养生都有很好的借鉴和指导作用。朱生甫在《王士雄医案三编·序言》中说:"忆君制服中,有贵人延之治病,老耄多忌讳,欲君易服而进,君拂然去之,其守节不阿如此。"一代名医的高风亮节于此可见一斑。医生治病不仅需要精湛的医术,还需要有救人疾苦的崇高精神,王士雄正是具备这两者,所以深为群众爱戴。

张锡纯

张锡纯(1860—1933年),字寿甫,河北省盐山县人,近现代中国中医学界的医学泰斗。张锡纯主张衷中参西,汇通中西医学,传播医术。1918年在沈阳创办我国第一家中医院——立达中医院。1928年定居天津,授徒并开业行医。张锡纯医名显赫,在临床医学上有很深的造诣,疗效卓绝,也培养了不少中医人才。代表作《医学衷中参西录》是其一生治学临证经验和心得的汇集。

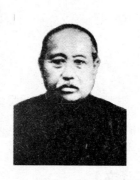

衷中参西

清末民初,西学东渐,西医学在我国流传甚快。张锡纯结合中医的情况,认真学习和研究西医新说,沟通融会中西医,按他的说法:"今汇集十余年经验之方","又兼采西人之说与方中义理相发明,缉(辑)为八卷,名之曰《医学衷中参西录》"。极负盛名的《医学衷中参西录》是张锡纯一生刻苦向学的心血结晶,其内容多为生动详细的实践记录和总结,是他长期实践经验的汇聚,更是他的创新精神与创新实践的丰硕成果。

张锡纯在开创我国中西医结合事业方面功不可没。所谓衷中参西,就是试图以中医为主体,沟通中西医,以发展祖国医学。他从理论到临床,从生理到病理,从诊断到用药,全面进行了尝试,在医界产生了很大的影响。针对当时中西医互不合作的现象,张锡纯主张:"西医用药在局部,是重在病之标也;中医用药求原因,是重在病之本也。究之标本原宜兼顾。""由斯知中药与西药相助为理,诚能相得益彰。"验证于临床的典型如石膏阿司匹林汤,张氏自叙:"石膏之性,又最宜与西药阿司匹林并用。盖石膏清热之力虽大,而发表之力稍轻。阿司匹林味酸性凉,最善达表,使内郁之热由表解散,与石膏相助为理,实有相得益彰之妙也。"

医德传承

人生有大愿力,而后有大建树。一介寒儒,伏处草茅,无所谓建树也,而其愿力固不可没也。老安友信少怀,孔子之愿力也;当令一切众生皆成佛,如来之愿力也。医虽小道,实济世活人之一端。故学医者,为身家温饱计则愿力小,为济世活人计则愿力大。

(张锡纯《医学衷中参西录·自序》)

【译文】

人生有大的志向,才能有大的建树。一介寒门儒生,蛰居草茅之中,没有什么建树,但其志向仍旧不可埋没。让老年人得到安心,让亲朋好友信任,让青少年得到关怀,这是孔子的愿望;让一切众生成佛,这是如来的愿望。从事医学事业虽是小事,实际上却是济世活人之术。学习医学的人如果只是为了解决身家温饱,志向就小了,为了济世救人才算有大的志向。

吾人生古人之后,贵发古人所未发,不可以古人之才智囿我,实贵以古人之才智启我,然后医学有进步也。

(张锡纯《医学衷中参西录》)

【译文】

我们生于古人之后,贵在发现古人所未发现的,不可用古人的观点束缚自己,贵在用古人的才智启迪自己,这样医学才会有进步。

历史评述

作为卓越的临床家和中西医汇通派的著名代表,张锡纯在中国医学史上占有重要地位。医学的师承不仅是学术思想和经验技术的传承,而且是人格精神的传承,学习其勇于探索,追求科学的创新精神,学习其操守自坚、超越利禄的崇高品格,时至今日仍然对发扬光大祖国医学、传承医德具有重要的意义。

张锡纯首倡"合中西医融贯为一"的学术见解,主张"衷中参西"的原则,以"凡事必实验而后知"的治学态度,冲破前人承袭旧论,抛弃崇古习气,接受近代实验科学之思想。在特定的历史条件下,他通过切身体会探求新知,开创了一代学术新风,为后世学者树立了典范。

张锡纯为人忠厚,志行高洁。为济世活人,行医不计私利,配制中药,免费发放给穷苦的病人,在百姓中赢得了很好的口碑。虽然当时流传"医不叩门"之说,可张锡纯并不理会此说,遇到疑难杂症,他都会连夜思考查阅,一旦有了新的发现,即使是半夜,他也会赶到患者家里为其诊治,遇到治不好的病例,也不轻言放弃。研制方剂时,张锡纯先在自己身上试验药效,然后才给病人使用,即便是有致命危险的药方也是一样。他一生处世以"志诚"为座右铭,终生治学不辍,不置产业,不避劳苦,刊印书籍有赠送惯例,每难盈利,日常业务仅足维持生计,凡有心得发现,必于医界公布。虽至晚年,为人合药饵,必躬自监制,修订著作及复信答疑也不肯假手他人。除行医著书外,张锡纯一生还收了很多学生,治学严谨、桃李遍天下,从这方面讲,张锡纯也是一位杰出的医学教育家,是值得后人敬仰的苍生大医。